Gerd Schnack

Fit in
7 x 7
Sekunden

Gerd Schnack

Fit in
7 x 7
Sekunden

Stretching für jeden Tag

Kösel

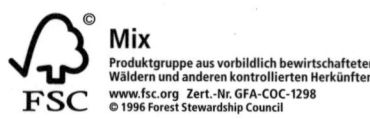

Mix
Produktgruppe aus vorbildlich bewirtschafteten
Wäldern und anderen kontrollierten Herkünften
www.fsc.org Zert.-Nr. GFA-COC-1298
© 1996 Forest Stewardship Council

Verlagsgruppe Random House FSC-DEU-0100
Das für dieses Buch verwendete FSC-zertifizierte Papier
Munken Print White liefert Arctic Paper Munkedals AB, Schweden.

6. Auflage 2007
Copyright © 2000 Kösel-Verlag, München,
in der Verlagsgruppe Random House GmbH
Umschlag: Elisabeth Petersen, München
Umschlagmotiv: VCP/BAVARIA
Fotos im Innenteil: Highlight/Meyer im Hagen GmbH, Hamburg
Illustrationen: Cindy Wallin, Grünwald b. München
Druck und Bindung: Kösel, Krugzell
Printed in Germany
ISBN 978-3-466-34426-0

www.koesel.de

Inhalt

1
Stresstraining mit positiver Visualisierung

Die 7 Hanseaten

Hanseaten waren ursprünglich flexible und kreative Menschen, sie hatten Mut zum permanenten Neuanfang, schauten auch auf beschwerlichen Wegen stets nach vorn und ließen sich mit vollen Segeln in alle Welt tragen. Weltoffene Menschen also, die aber auch der Anpassung ruhiger und sicherer Gewässer erlagen. Sie schafften jedoch stets den neuen Anfang nach lähmender Monotonie, und die letzte Verhaltensänderung führte sie vom Wasser in die höheren Regionen der Luft: Schiffskapitäne wurden Flugkapitäne – der Seemann wechselte zum Steward – aus der Hanse entstand die Lufthansa.

Die so genannten 7 Hanseaten in diesem Buch (siehe Seite 27 ff.) repräsentieren ebenfalls Weltoffenheit und Flexibilität, denn nur ein flexibler Körper kann auf die Anforderungen unserer modernen Zeit optimal reagieren.

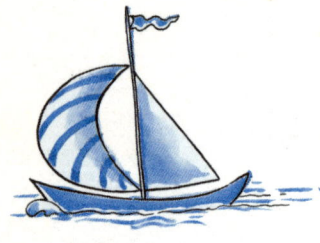

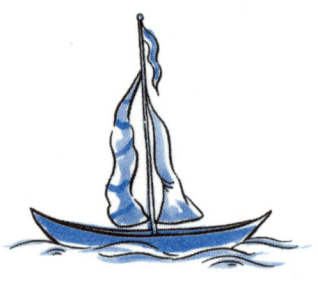

*Der positive Sauer-
stoff-Flow-Effekt sym-
bolisiert den Sauerstoff-
strom im Blut – Aus-
druck von Leben und
Gesundheit.*

Weltoffenheit wiederum ist ohne die ver-
bindende *Bewegung* nicht denkbar und
auf einen nachhaltigen Energiestrom angewiesen. In diesem Buch wird diese
Form der Flexibilität ausgedrückt durch
die prall gefüllten Segel eines Schiffes im
Wind. »Windkesselwirkung« schiebt aber
nicht nur ein Schiff voran, sondern fördert
auch alle Zellen im menschlichen Körper,
damit zur Aufrechterhaltung aller Funktionen viele »Sauerstoffschiffchen« im
»Meer des arteriellen Blutes« in Bewegung gehalten werden. Ein permanentes
Fließen von Sauerstoff ist entscheidend für
den positiven Sauerstoff-Flow-Effekt – als
Motor für Kreativität, Flexibilität, Leistung, ja letztendlich für unsere gesamte
Gesundheit.

Unser Segler gerät immer dann in die
Krise, wenn die treibende Kraft des Win-
des ausbleibt, wenn aus Bewegung Stillstand wird und die Segel nur noch schlaff
am Mast hängen.

Dieses Bild des Windjammers charakterisiert die Sauerstoff-
blockade in unseren Blutgefäßen, und im Gewebe, hervorgerufen durch eine nachhaltige Stressspannung, die den Energiestrom zu unseren Körperzellen regelrecht zum Versiegen
bringt. Der Weg aus dieser Krise kann nur über Korrekturmaß-
nahmen gesucht werden. Korrekturen, die auch jeder Seemann
aus der Praxis kennt, wenn nachlassender Wind bestimmte Segelmanöver notwendig macht, damit das Schiff in seiner Bewegung nicht ganz zum Stillstand kommt. Diese Windflaute wird
in unserem Bewegungssystem durch nachhaltige Stressspan-

nung ausgelöst, eine Stressspannung, die im Körper regelrechte Sauerstoffbarrieren aufbaut und somit ein unüberwindliches Hindernis für die Sauerstoffschiffchen auf ihrem Weg zu den Erfolgsorganen darstellt.

Der negative Sauer-stoff-Flow-Effekt ist Ausdruck einer Stress-spannung für die Sauerstoffschiffchen im Meer des Blutstromes.

Belebende Segelmanöver helfen unserem Schiff aus der lähmenden Flaute, ebenso gelingt es, stressbedingte Sauerstoffbarrieren durch gezieltes *Stretching* zu überwinden, damit die Erfolgsorgane wieder zahlreich von den Sauerstoffschiffchen angelaufen werden können. Das Resultat ist erstaunlich und ermutigend, denn über wirksame Dehnungsmanöver profitieren die Zellen von einem nachhaltigen Energieschub.

Nicht ohne Bedeutung ist die Zahl sieben in Zusammenhang mit den Hanseaten, sieben als Zahl der Ordnung und Harmonie. Die Sieben begleitet uns durch dieses Buch, denn es sind exakt sieben Körperabschnitte, die bevorzugt von schmerzhafter Stressspannung und somit vom *negativen* Sauerstoff-Flow-Effekt betroffen werden.

Die 7 Hanseaten fördern den Sauer-stoff-Flow-Effekt – Ausgleichsmanöver für freie Fahrt der Sauerstoffschiffchen zu den Zellen.

An diesen Gelenken kommen bevorzugt Leistungs- und Gesundheitsstörungen zum Ausdruck:

- Nacken- und Kopfschmerzen durch verspannte Nackenmuskulatur
- Rückenschmerzen als Folge von Rückenstress
- Leistenverspannungen durch einseitige Muskelverkürzungen, insbesondere durch langes Sitzen
- Oberschenkelzerrungen durch Stress in der Kniebeugemuskulatur
- Wadenkrämpfe durch Fehlbelastungen der Füße
- Schulterblockaden durch einseitige Bewegungsbelastungen
- Handkrämpfe durch beherrschende Bedienungsarbeiten

Die 7 Hanseaten sind korrigierende Manöver an den sieben gefährdetsten Gelenkabschnitten. Unser Segler auf großer Fahrt steht also mit seinen vollen Segeln für das Fließen von Sauerstoff in unserem Organismus, für den bereits erwähnten positiven Sauerstoff-Flow-Effekt. Die Reiseroute geht über alle Weltmeere, exakt sind es wiederum sieben an der Zahl und unser Ziel sind selbstverständlich die sieben Kontinente. Jeder Erdteil wird in diesem Buch außerdem durch eine typische Tiergattung vertreten:

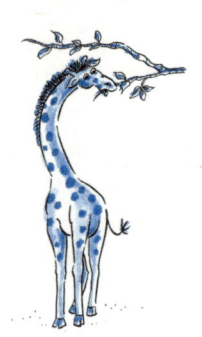

Der Storch für Europa

Die Giraffe für Afrika

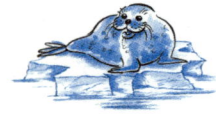

Die Katze für Asien

Das Känguru für Australien

Die Robbe für die Arktis

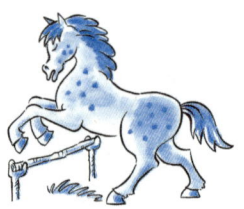

Das Pferd für Südamerika

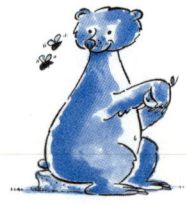

Der Bär für Nordamerika

Jedes Tier stellt sich uns in einer typischen Geste seiner Körpersprache vor. Der erste Hanseat beispielsweise ist ein Storchenbein und signalisiert die typische Entlastungsdehnung einseitig verspannter Hüftmuskeln, damit unsere Sauerstofftransporter wieder ungehindert im Körper verkehren können.

Die 7 Hanseaten symbolisieren über die Körpersprache von Tieren bestimmte Dehnungsmanöver, die für einen positiven Sauerstoff-Flow-Effekt sorgen.

Die 7 Hanseaten symbolisieren über die Körpersprache von Tieren bestimmte Dehnungsmanöver, die für einen positiven Sauerstoff-Flow-Effekt sorgen. Die typischen Tierbilder können leicht verstanden und problemlos zur täglichen Routine werden. Wir alle wissen, dass Änderungen in unserem täglichen Verhalten mit großen Schwierigkeiten verbunden sind, obwohl unser Verstand die Sachzusammenhänge lange begriffen hat. Der Weg vom Kopf (Vernunft) zu unserem Herzen (Gefühl) ist lang und mit vielen Widerständen gepflastert. Werden dagegen Informationen und Lerninhalte über die emotionale Schiene vermittelt, so wird die praktische Umsetzung erleichtert.

Ziel dieses Buches ist es, wirksame Anti-Stress-Strategien über die emotionale Ebene zu vermitteln, Bilder und Musik sind dabei eine gute Motivationshilfe (mehr darüber in Kapitel 6). Der Giraffenhals gegen

Der Geist ist willig, doch das Fleisch ist schwach.

Kopf- und Nackenschmerzen, der Katzenbuckel gegen Rückenbeschwerden: Solche Bildinformationen bleiben viel leichter in Erinnerung als formelle Lektionen, die da lauten: »Man ziehe den Kopf mit der Hand zur Beugeseite der Schulter und halte diesen Zustand sieben Sekunden an.«

Gefühle werden aber nicht nur durch Bilder und Musik vermittelt, ein starker körperlicher Reiz geht auch von einer Schmerzattacke aus. Haben wir uns einmal die Hand an der heißen Herdplatte verbrannt, wird dies im Gehirn nachhaltig

Die 7 Hanseaten sind eine positive Visualisierung auf emotionaler Ebene zur Erleichterung unseres Erinnerungsvermögens.

gespeichert, so dass wir jedes Mal, wenn wir in die Nähe eines Ofens kommen, unwillkürlich zurückzucken oder besonders vorsichtig sind.

Da nützt auch kein »vernünftiges Zureden«, denn die linke Gehirnhälfte speichert Informationen zwar formell und analytisch, aber die rechte Hälfte arbeitet komplex und bildhaft. Das heißt: Wenn wir etwas nachhaltig verändern wollen, müssen die gespeicherten Bilder umprogrammiert werden bzw. mit anderen Begrifflichkeiten oder Verhaltensnormen verknüpft werden.

Im Computerzeitalter läuft den Menschen die Zeit davon und wer hat schon die tägliche Muße, dreißig Minuten oder länger an seiner Gesundheit zu arbeiten? Leicht erlernbare Präventionsstrategien in Bildern bleiben unauslöschlich in Erinnerung, werden dann zur täglichen Routine, wenn die »Manöver« schnell und zeitsparend umgesetzt werden können. Wie auf einem Segler muss die eingespielte Mannschaft spontan und wirkungsvoll reagieren, will sie auch die leiseste Windböe ausnutzen und in Bewegung umsetzten.

Die 7 Hanseaten symbolisieren ganzheitliches Denken und neue Verhaltensnormen und fördern den Memory-Effekt.

Auf unserer Fahrt durch die sieben Weltmeere und durch unseren Organismus sind pro Manöver sieben Sekunden vorgesehen: Sieben Sekunden Dehnungsmanöver pro Gelenkeinheit reichen aus, um störende Stressspannungen abzubauen und unsere Sauerstofftransporter wieder auf volle Fahrt zu bringen.

Jeder Hanseat braucht sieben Sekunden pro Dehnungsmanöver für freie Fahrt der Sauerstofftransporter.

Wenn wir berücksichtigen, dass bei manchen Körperhaltungen die rechte und linke Seite gedehnt werden muss, genügen in der Gesamtabrechnung aller 7

Hanseaten maximal zwei Minuten zur Realisierung aller Manöver. Zwei Minuten, die problemlos bei der Arbeit, zu Hause, auf Reisen und beim Sport unserer Gesundheit dienen. Die 7 Hanseaten können praktisch an jedem Ort, in jeder Situation und auch in jeder Kleidung durchgeführt werden. Wir brauchen uns nur an unseren Haustieren zu orientieren, die unbekümmert in der guten Stube und auf dem besten Sessel ihr Intensivstretching umsetzen und das praktisch im Stundenrhythmus. Die zeitsparenden Dehnungsmanöver versetzen auch den stressgeplagten Manager mit permanenter Zeitnot in die Situation, wirksame Anti-Stress-Strategien im Stundenrhythmus folgen zu lassen.

Die 7 Hanseaten symbolisieren über die Körpersprache von Tieren bestimmte Dehnungsmanöver, die für einen positiven Sauerstoff-Flow-Effekt sorgen.

Die entspannende Wirkung verbunden mit dem positiven Flow-Effekt sind jedoch immer dann besonders wirksam, wenn die Dehnungsmanöver in stiller und ruhiger Umgebung vorgenommen werden. Wir erinnern uns in diesem Punkt an die Erkenntnis, dass die Kraft aus der Stille kommt und dass jede Anspannung zuvor die energiefördernde Entspannung benötigt. In der täglichen Praxis aber finden wir nicht immer optimale Bedingungen vor, zumal wir nun einmal im Zeitalter des Lärms leben müssen.

Die 7 Hanseaten sind Anti-Stress-Strategien, die problemlos im Stundenrhythmus Wirklichkeit werden können.

Die 7 Hanseaten sind jedoch auch dann wirksam, wenn es uns gelingt, sie in die täglichen Arbeits- und Tagesvorgänge fest mit einzuplanen. Beim Warten auf den Bus wird die Zeit kürzer, wenn gleichzeitig der Pferdsprung (Seite 40) an der Bordsteinkante praktiziert wird. Jede rote Ampel verliert ihren Schrecken, weil die Zeit bis zur Grünschaltung durchaus mit dem Giraffenhals (Seite 34) verbunden werden kann. Ein langwieriges Telefonat gewinnt belebende Elemente durch ein parallel geschaltetes Dehnungsmanöver in Form des Storchenbeins, in Anlehnung an die 7 Hanseaten (Seiten 32 und 47).

Gleichsam im Vorübergehen sind wir in der Lage, wirksame Anti-Stress-Manöver folgen zu lassen. Die Katze hat überhaupt keine Scheu, ihre typische Körpersprache vor allen geladenen Gästen zur Schau zu stellen. Ganz anders dagegen ist das Verhalten zivilisierter Großstadtmenschen, denn fast jeder glaubt, dass es gegen die gute Kinderstube verstoße, an einer Bushaltestelle seinen Mitmenschen den Giraffenhals zu demonstrieren. Rote Haare, grüne Haare, bunte Tätowierungen unterschiedlichster Muster, Ringe in Ohren und Nase – doch niemand nimmt Anstoß daran. Warum also nicht auch zur Abwechslung mal in die Gestalt einer Giraffe schlüpfen, wenn's dem Wohlfühlen dient?

Die 7 Hanseaten sind ein zeitsparendes Training im Vorübergehen – sie symbolisieren ein extravagantes Verhalten jenseits überbetonter Ordnung und ein gesundes Maß ausgleichender Naivität nach dem Motto: Ein bisschen Chaos braucht der Mensch.

Kinder und Tiere haben sich ihr natürliches Verhalten noch bewahrt, reagieren völlig losgelöst und kennen keine Scheu. Bemerkenswert sind auch neueste Erkenntnisse der Präventivmedizin, die ausweisen, dass Menschen, die sich bis ins hohe Alter ein gewisses Maß kindlicher Unbekümmertheit und Naivität erhalten, die höchsten Lebenschancen aufweisen.

2
Was ist Stress?

Stress ist für den Menschen unverzichtbar, Stress wirkt als Turbolader auf das gesamte Bewegungssystem. Ohne Stress hätte Kolumbus seine »Santa Maria« nicht in die Neue Welt geführt, ohne Stress wäre die Antarktis ein weißer unberührter Fleck auf unserem Erdball geblieben, ohne Stress ist auch ein Dirigent kaum in der Lage, Beethovens Neunte Sinfonie zu ihrer absoluten Vollendung zu führen. Allerdings mussten wir Menschen recht bald die bittere Erfahrung machen, dass man nicht ohne Folgen und unkontrolliert an dieser Stressschraube hantieren kann, ohne gewisse Quantitäts- und Qualitätsregeln zu berücksichtigen. »Dosis fazit venenuum« erkannte bereits der berühmte Paracelsus im Mittelalter: »Alles ist Gift, allein die Dosierung entscheidet.«

»Alles ist Gift, allein die Dosierung entscheidet.«

Uneingeschränkt muss diese Regel auch für Stress gelten, denn es ist von entscheidender Bedeutung, wie lange, mit welcher Intensität und Qualität Krankheiten, Konflikte, Angst, Lärm, Zeitnot und Mobbing auf den Menschen Einfluss nehmen, wenn Stress in negativer Form (Distress) auf den Menschen wirkt.

Es war dem kanadischen Arzt Hans Selye 1936 in Montreal vorbehalten, die typischen Reaktionsweisen des Menschen auf Stress der Medizin zu unterbreiten, und er betonte in seiner 1950 entwickelten Lehre über Stress zunächst die physischen Reize durch intensive körperliche Beanspruchung, Verletzungen, Infektionskrankheiten sowie Hitze- und Strahlenschäden. Die psychischen Verhaltensweisen des menschlichen Organismus auf Stress wurden erst später der Lehre hinzugefügt.

Grundsätzlich ist zu vermerken, dass jeder Reiz entsprechend seiner Qualitäts- und Quantitätsstufe einer Initialzündung gleichgesetzt werden kann, eine Initialzündung, die einmal das Herz-Kreislaufsystem und in der Folge das gesamte Bewegungssystem in Aktion versetzt. Stress ist primär eine Initialzündung auf Bewegung, als prägender Ausdruck des Menschen in der Welt.

Leben ist Bewegung und Bewegung ist Leben.

In seiner Selbstbehauptung auf dieser Erde hätte der Homo sapiens unwiderruflich das Nachsehen gehabt, wenn sein Organismus unvorbereitet den Angriffen seiner Umwelt ausgesetzt gewesen wäre. In der direkten Konfrontation mit einem Bären war aus purer Selbstbehauptung mit dieser direkten Gefahr ein bestimmtes Potential an Kraft und Bewegung erforderlich. Kraft für die Handhabung einer Waffe – und für den Fall ihres Versagens ein sofort verfügbares Ausdauerleistungsvermögen für die Aktivität der Beine. In jedem Falle wurde bei diesem Vorgehen die provozierte Erregungsspannung sofort über Bewegung aufgebraucht, so dass die erhöhte Stresskurve unmittelbar zur Norm zurückfallen konnte.

Stress war es also, der den menschlichen Überlebenskampf lenkte und somit erst die Möglichkeit schuf, Hindernisse wie Berge, Meere, Hitze, Kälte und trostlose Wüsten zu überwinden.

Der Stressreiz arbeitet wie ein Kickstarter im Auto, durch einen stärkeren Pedaldruck wird vermehrt Kraftstoff an den Motor geführt, damit die schnelleren Drehmomente in einen notwendigen Beschleunigungsimpuls der Räder umgesetzt werden können.

Stress ist die Initialzündung auf Bewegung und für die Gestaltung einer situationsbedingten Aktivität.

Stressimpulse werden über unsere Sinnesbahnen an das Zwischenhirn geleitet und hier als Alarmsignal verarbeitet. Vom Zwischenhirn erfolgt über den Sympathikusnerv (Kampfnerv) eine Schaltung zum Nebennierenmark mit der Ausschüttung von Katecholaminen, die als eigentliche Stresshormone Adrenalin und Noradrenalin in den Kreislauf gelangen. Diese Katecholamine beschleunigen den Herzschlag und erhöhen den Blutdruck, wobei gleichzeitig Zucker- und Fettreserven an das muskuläre Bewegungssystem geführt werden, da eine sofortige Höchstleistung erwartet wird.

Parallel erfolgt die Ausschüttung des Botenstoffes ACTH aus der Hypophyse in die Blutbahn, und über die Nebennierenrinde wird Hydrocortison als weiteres Hormon in der Blutbahn zur Verfügung gestellt. Stress funktioniert als Einschaltmechanismus für das Gehirn und über seine Leitungsbahnen (Nerven und Hormone) wird das gesamte Bewegungssystem auf Höchstleistung programmiert.

Der antriebsfördernde Reiz lässt unser Herz schneller schlagen, damit mehr Blut als Kraftstoff an die muskulären Erfolgsorgane gelangen kann. Das schneller schlagende Herz treibt den Blutdruck in die Höhe und die allgemeine muskuläre Grundspannung nimmt zu. Gleichzeitig ändert sich die Zusammensetzung des Kraftstoffgemisches im Blut, denn der anspringende Muskelmotor benötigt akut mehr Energie – Blutenergie in Form von Zucker- und Fettreserven.

In einem wechselvollen Leben besteht ein permanenter Pendelrhythmus zwischen Stress und Bewegung, zwischen

Phasen der Anspannung und Entspannung. Stress kann nicht ohne Bewegung und Bewegung nicht ohne Stress seine optimale Wirkung entfalten.

Die Beziehungskette Stress und Bewegung ist in doppelter Relation wirksam. Die Stress-/Bewegungsrelation funktioniert folgerichtig, so lange Bewegung zu einem festen Bestandteil menschlichen Lebens gehört. Der Jäger im Wald verbrannte in der Verfolgung seines Wildes die stressinduzierte Blutenergie sofort über eine hohe Aktivität der Arme und der Beine; ebenso der Ritter im Mittelalter in der Handhabung einer 40 kg Rüstung; oder der Seefahrer in der ständigen Kontrolle seines Schiffes und der Segel, damit eine optimale Windkesselfunktion in hohe Beschleunigung des Schiffes transformiert werden konnte.

In diese dynamische Welt brach der Mensch mit seinem Hang nach Fortschritt, Veränderung, Ordnung und Bequemlichkeit ein, ohne allerdings sich über die negativen Konsequenzen stets im Klaren zu sein. Durch die Entwicklung von Motor, Maschine und Computer wurde die Stress-/Bewegungsrelation verändert, ja größtenteils aufgehoben. Bedenklich ist die Situation insbesondere dadurch geworden, dass zum Stressausgleich die Bewegung eliminiert wird (Entspannung = Nichtstun), gleichzeitig der Stresspegel jedoch ansteigt. Vielfach ungeschützt ist der Mensch einem unheilvollen »Stressgewitter« ausgesetzt, ohne sich unter das schützende »Bewegungsdach« begeben zu können. Der Bär grauer Vorzeit kommt heute als kreischender Motor, ellenbogennutzender Mitmensch und durch eine lästige Musikberieselung beim Shopping daher, ohne dass in dieser so genannten Zivilisation genügend Fluchtwege zur Verfügung gestellt werden können.

Für einen Busfahrer kommt der Bär als uneinsichtiger Pkw-Fahrer oder nörgelnder Fahrgast ins Bild und alle Ausgänge zur direkten Umsetzung des Kampf-Flucht-Reflexes sind verschlossen. Die fixe Fahrerposition ist vertraglich fest verankert und schließlich ist man zivilisiert und wohlerzogen, so dass die lösende Flucht oder ein direktes Draufschlagen nicht mehr *Stress und Bewegungsmangel – unsere Lebenskerze brennt gleichzeitig an beiden Enden.* als Lösung des Problems zur Verfügung stehen. Die Folgen von Stress auf den gesamten Organismus sind allerdings für den Bärenjäger und den Busfahrer gleich. Stress erzeugt Stressspannung, die nur unmittelbar über den Bewegungsausgleich kompensiert werden kann.

Der Superkraftstoff Zucker und Fett im Blut muss verstoffwechselt werden und dazu bedarf es einer anhaltenden und möglichst umfassenden muskulären Aktivität. Sportmedizinische Erkenntnisse weisen aus, dass hierfür ein Sechstel der quergestreiften Skelettmuskulatur zu reaktivieren sind. Unter Stress ohne Bewegungsausgleich ist das Verbrennen von Zucker für den Körper kein Problem, dagegen benötigt die Fettverbrennung ein Mehrangebot an Sauerstoff, der aber in dieser Situation vom Kreislauf nicht zur Verfügung gestellt werden kann. In seiner ökonomischen Arbeitsweise lagert deshalb das Herz-Kreislaufsystem den Energieträger Fett vor Ort an den Wänden der arteriellen Blutbahnen ab, statt es zu den Entsorgungszentren in der Leber zu führen.

Wird dieser fehlerhafte Kreislauf auf Dauer nicht durchbrochen, so ist die Entwicklung in eine allgemeine Starre der Blutgefäße (Arteriosklerose) vorgezeichnet. Die starren und zu engen Arterien können nicht mehr genug Sauerstoff und Energie im *Stress und Bewegungsmangel missbrauchen unsere Arterien zu Müllhalden ungenutzter Fettenergien.* Körper umsetzen, und am Ende dieses Prozesses drohen Herzinfarkt, Schlaganfall und periphere Durchblutungsstörungen. Diese Zivilisationskrankheit trifft vornehmlich Menschen, die

eine bestimmte Verantwortung tragen und den ständigen Stress-
gewittern nicht durch Ausgleichsbewegungen begegnen können. Es ist vorgekommen, dass ein Busfahrer sein Fahrzeug gegen einen Baum setzte, weil er während
seiner Berufstätigkeit von einem Herzinfarkt getroffen wurde.

Gesundheit und Leistung
werden entscheidend
von der Aktivität unseres
rechten und linken
Beines gesteuert.

Wie wir gesehen haben, ist Stress do-
sierungsabhängig, und bis zu einem gewissen Grad wirkt ein Reiz sogar leis-
tungssteigernd, um allerdings als Folge einer lang anhaltenden oder wiederkehrenden Wirkung dann
den leistungsmindernden Abfall folgen zu lassen. Dieses so genannte »Burn-out-Syndrom« endet oft in der Depression, wenn
Stress ohne Gegenausgleich seine unkontrollierte Wirkung entfalten kann. Selbst im Leistungssport ist das Burn-out-Syndrom
nicht unbekannt, wenn Training und Belastung überdosiert
werden und Ehrgeiz das Verhalten prägen. Die menschliche
Stresskurve hat den Verlauf eines umgekehrten U: Die anfängli-
che Steigkurve ist Ausdruck für Leistungsgewinn, wobei über
eine bestimmte Zeit das Niveau auf einer gewissen Höhe gehalten werden kann. Ohne Phasen der Ruhe, der Entspannung und
der ausgleichenden Bewegung endet jedoch ein anhaltend hohes Stressniveau im krankheitsfördernden Abfall.

Der Verlauf dieses Stressprofils ist individuell unterschiedlich. Ganz allgemein kann man zwischen der Reaktionsweise
eines *Sympathikotonikers* und eines *Vagotonikers* unterscheiden. Die vegetativen Reaktionen werden einmal vom Sympha-
tikus und zum anderen vom Parasympatikus (Vagus) bestimmt.
Das Stressprofil des Sympathikotonikers weist sich durch einen
verfrühten und erhöhten Verlauf aus, dagegen reagiert der Vagotoniker verzögert auf Stress mit einer flacheren Verlaufskur-
ve. Der Sympathikotoniker ist temperamentvoll, leicht erregbar
und nervös, reagiert oft unbeherrscht. Der Vagotoniker tritt ge-

lassen und ruhig auf, er »frisst« allerdings häufig den Stress in sich hinein.

In dem individuellen Verlaufsprofil unterliegt unsere Leistungskurve täglichen Zeitschwankungen: Während wir vormittags um 11 Uhr und am späten Nachmittag gegen 18 Uhr zur Höchstform auflaufen, folgen nachmittags um 14 Uhr und nachts zwischen 12 und 2 Uhr die Phasen des tiefsten Leistungsabfalls. Ein kurzes Mittagsschläfchen ist biologisch gerecht und sollte in den Tarifverträgen berücksichtigt werden, will man den Rest des Tages alle körperlichen und geistigen Reserven mobilisieren. Es wäre durchaus angebracht, die Couch als ein wichtiges Büromöbel anzuerkennen, wobei allerdings exakte Zeitvorschriften zu beachten sind.

Megaschlaf ist die 5- bis 15-Minuten-Pause mittags gegen 14 Uhr, dabei berücksichtigt die viertelstündige Zeitbeschränkung die typische Arbeitsweise des Sympathikus (Tagnerv) und des Parasympathikus (Nachtnerv). In der Wechselbeziehung zwischen Sympathikus und Parasympathikus gibt es nämlich nicht nur individuelle Unterschiede, sondern auch ein typisches Tages- und Nachtprofil, denn der Sympathikus als Leistungs- und Kampfnerv beherrscht den Tag und der Parasympatikus als Beruhigungsnerv die Nacht.

Wird jetzt der Mittagsschlaf zu lange ausgedehnt, so beginnt bereits in den Nachmittagsstunden der Nachtnerv seine Regieführung, und jeder kennt die allgemeine Müdigkeit, die einen befällt, wenn man sich am Wochenende eine Stunde lang zur Ruhe begibt. Der Megaschlaf von maximal 15 Minuten dagegen sorgt dafür, dass der Sympathikus nicht »aus dem Ruder läuft«. Napoleon war ein Weltmeister im Megaschlaf. Er verstand es, auf seinen langen Reisen und auf dem Rücken seines Pferdes wiederholt eine »Mütze voll Schlaf« zu nehmen. Dadurch gewann er am Tag immer wieder neue Energien zurück, so dass er nachts mit maximal 5 bis 6 Stunden Schlaf auskam.

Inzwischen wurde das Pferd gegen das Auto ausgetauscht, doch während einer Autofahrt kann der Sekundenschlaf zu einer tödlichen Falle werden. Denn das biologische Tief macht nachmittags um 14 Uhr auf der Autobahn keine Ausnahme. Da helfen auch gymnastische Übungen, laute Musik oder das geöffnete Fenster während der Fahrt nicht. Das einzig Richtige ist der Megaschlaf auf einem Rastplatz in bequemer Sitzposition. Megaschlaf als Stressmanagement gegen Sekundenschlaf auf der Autostraße:

- Lenke dein Fahrzeug auf einen Rastplatz, riegle die Türen ab und entspanne dich auf deinem Sitz.
- Schließe die Augen und schlafe maximal 15 Minuten.

Die 15-Minuten-Schlafpause kann durch den so genannten Schlüsselwecker begrenzt werden: Die Hände liegen bequem am Lenkrad und der Startschlüssel an einem Finger der rechten Hand. Im tiefen Schlaf entspannen die Finger, der Schlüssel fällt zu Boden – und der Megaschlaf ist beendet.

Stress wurde zu einer objektiven Größe in unserer Zeit, aber niemand ist dazu verurteilt, sich dem ständigen »Stressgewitter« auszusetzen. Das Motto lautet: »Meide Stress, wo immer eine Chance dazu besteht.« Es ist nun wirklich nicht nötig, sich permanent harter Discomusik auszusetzen, und auch ein Walkman verfügt über eine jederzeit erreichbare Lärmregulierung. Ein hektischer Badeaufenthalt kann durchaus gegen einen ruhigen Waldspaziergang ausgetauscht werden. Beim Wintersport bringt Skilanglauf in der typischen Schneelandschaft mehr Erholung als der teure und hektische Abfahrtslauf, der außerdem mit einem hohen Verletzungsrisiko verbunden ist.

Stresssüchtige Menschen haben es schwer, denn es bringt ihnen letztlich wenig Gewinn, wenn sie ihren ständigen Zorn gegen Situationen artikulieren, die ohnehin nicht zu ändern sind.

Negativstress vermeiden, wo immer sich die Chance bietet!

Das Geräusch eines Presslufthammers direkt vor der Wohnung wird durch das anklagende Telefonat beim Bürgermeister nicht leiser, und ein ständiger Protest gegen die Qualität einer bestimmten Mediensendung wird kaum in der Quotenregelung zu Buche schlagen. Jedes Radio- und Fernsehgerät verfügt aber über einen entsprechenden Stellknopf, um entweder das Programm zu wechseln oder die Sendung für sich zu beenden.

Stressmanagement ist erlernbar und optimal kanalisiert kann es zur individuellen Höchstform führen. Ein Schauspieler auf der Bühne ohne Lampenfieber wird kaum sein Publikum begeistern, und erst die nervöse Unruhe eines Sportlers vor dem Start transformiert die eingeübte Trainingsenergie in Bewegung auf die Bahn.

Es ist sinnlos, permanent gegen Stress zu rebellieren, den man nicht beeinflussen kann.

Doch brauchen wir absolute Freiheit, um stress»frei« zu sein? Freiheit und Unabhängigkeit sind ein hohes Gut der Menschheit und nur derjenige, der die Unfreiheit einer Diktatur erlebt hat, kann das Glück einer uneingeschränkten Individualität ermessen. Allerdings wird die Qualität persönlicher Freiheit an ihren Grenzen, ja an ihrer Dosierung gemessen, denn die Errungenschaften einer Gesellschaft wären schnell verbraucht, wenn die individuelle Freiheit unbegrenzt wäre. Die Freiheit jedes Einzelnen ist immer so viel wert, wie sie im Spiegelbild seines Mitmenschen gesehen wird. Ein Dirigent, der sein Orchester wie einen Computer bedient und nur auf seinen Ruhm bedacht ist, behandelt seine Musiker als Spielobjekte und wirkt als Stressor. In musikmedizinischen Seminaren beklagten sich Musiker bekannter Symphonieorchester bei mir darüber, dass sie nach derartigen Aufführungen wie »geschlagene Hunde« den Orchestergraben verlassen würden und speziell muskuläre Stressspannungen der Arme, der Hände und des Rückens die Folgen seien.

Übersteigerter Egoismus, Perfektionismus und Machtstreben sind ebenso Stressoren, die das Leben vergiften. Ein Lächeln im Alltag, ein Platzangebot für einen älteren Menschen in der Bahn allerdings sind Lichtblicke im grauen Alltag, und ohne viel Einsatz wird unser Leben schöner und Stress vermieden.

Eine Liedstrophe drückt gutes Stressmanagement im Streben des Menschen nach Unabhängigkeit aus: »*Frei sein und leben – geben und nehmen.*«

Geben steht in diesem Fall vor Nehmen, denn Glück erfasst erst dann unser Herz, wenn wir vorrangig darum bemüht sind, es zu verschenken. Freude, die wir anderen geben, wird uns in der Regel im Übermaß zurückgereicht. Jeder Künstler lebt vom Beifall, doch ihm ist durchaus bewusst, dass an erster Stelle die Leistung auf der Bühne über seine Anerkennung entscheidet. Die Freiheit des Individuums wird immer daran zu messen sein, wie weit die Freiheit des Mitmenschen im Ichdenken einbezogen ist. Wenn Freude und Genuss zur permanent steigenden Maxime des Lebens erhoben werden, so muss dieser Weg in einer Sackgasse enden. Ein Genießen auf ständig steigendem Niveau macht nicht nur Langeweile, sondern lässt auch den belebenden Rhythmus zwischen Ordnung und Unordnung, zwischen Freude und Besinnung, zwischen Anspannung und Entspannung vermissen.

Immer dasselbe macht Langeweile – auf einen belebenden Rhythmus im Leben kommt es an.

Das Fazit eines gelungenen Stressmanagements lautet:

● Stress braucht der Mensch, allerdings richtig dosiert.

● Stress ohne Bewegungsausgleich gefährdet Leistung und Gesundheit.

● Vermeide Negativstress.

● Rebelliere nicht gegen Stress, den du nicht verhindern kannst.

● Berücksichtige dein individuelles Stressprofil.

● Hab ein Herz für dein Herz und für andere.

3
Die 7 Hanseaten

Mit den 7 Hanseaten möchte ich Ihnen eine Geschichte in Bildern erzählen, da die bildliche Vermittlung von Informationen stärker und nachhaltiger in unserer Erinnerung bleibt. Wie bereits im ersten Kapitel erwähnt, geht es in diesem Zusammenhang um ein ganzheitliches Denken unter Einbeziehung nicht nur der linken, sondern auch der rechten Gehirnhälfte. Das heißt: Informationen werden nicht nur analytisch und rein vernunftmäßig gespeichert, sondern betont räumlich komplex und unter Verwendung bildlicher Assoziationen. Unser so genannter »Memory-Effekt« wird erhöht, wenn Informationen bevorzugt über Auge und Ohren und somit auf emotionalem Wege über die rechte Gehirnhälfte verarbeitet werden. Die rechte Gehirnhälfte denkt bevorzugt in Bildern und spricht sehr stark auch auf Musik an (siehe Kapitel 6).

Prägende Informationen über Verhaltensänderungen werden nachhaltig unser Leben verändern, wenn sie von einem ganzheitlichen Denken geprägt sind und ihnen gleichzeitig der Weg vom Kopf zum Herzen gebahnt wird. Entscheidende Lebensveränderungen erfolgen auf dem emotionalen Wege, der in direkter Verbindung zu unserem Herzen steht.

Die 7 Hanseaten sind Verhaltensnormen gegen Stress, die wir durch Vernunft begriffen haben und gleichzeitig unser Herz mitschwingen lassen.

Verspannungen im Körper bedeuten Stress und werden zum Sauerstoffkiller. Doch Sauerstoff ist für die Versorgung unserer Zellen unverzichtbar. Neben dem gesamten Herz-Kreislaufsystem zeichnen sich insbesondere unsere Sehnen und Gelenke als äußerst stressanfällig aus, da sie schon im Normalzustand extrem weit weg von der Sauerstoffversorgung platziert sind. Diesen Zustand, der besonders in den kraftübertragenden Sehnen anzutreffen ist, kann man als so genannte »extreme Berghüttensituation« bezeichnen: Jede Versorgungskrise wird diese Regionen zuerst treffen, da sie am schwersten von den Nachschubdepots erreicht werden können. Stressspannungen bilden solch eine Krise, denn sie beinhalten regelrechte Sauerstoffbarrieren, die unser gesamtes Bewegungssystem schädigen können, sofern sie nicht in Form eines optimal getimten Elastizitätstraining (Intensivstretchingmethode) gezielt abgebaut werden. Bleibt die Stresssituation in unserem Bewegungssystem erhalten (siehe Kapitel 1, Seite 9), so drohen folgende Erkrankungen:

- Schmerzhafte Nackenverspannung mit Migräneattacken
- Rückenschmerzen mit der Gefahr von Bandscheibenschäden
- Schulterbeschwerden mit leistungsmindernden Bewegungsblockaden
- Schmerzhafte Ellenbogengelenke, bekannt als Tennis- oder Golferellenbogen
- Unterschiedliche Handerkrankungen wie Sehnenscheidenentzündungen, blockierende Fingersehnen, Karpaltunnelsyndrom (wo ein wichtiger Handnerv unter Druck gesetzt wird), knotige Sehnenschrumpfungen (wie Dupuytren'sche Kontraktur)
- Hüft- und Rückenbeschwerden als Folge von Hohlkreuzbildungen

- Oberschenkel- und Kniebeschwerden mit der Gefahr von Sehnen- und Muskelrissen
- Wadenkrämpfe und Achillessehnenbeschwerden
- Fußsohlen- und Zehenbeschwerden, Fersenbeinsporne

In der modernen Leistungsmedizin werden diese Erkrankungsformen in der Regel verspätet und dann mit einem erheblichen Aufwand an Zeit, Material und Kosten behandelt. Nicht selten sind umfangreiche operative Revisionen erforderlich, die durch die rechtzeitige Einleitung von Maßnahmen der Prävention hätten verhindert werden können.

Natürlich kann man eine muskuläre Stressspannung auch auf operativem Wege lösen, indem man ganz einfach die verkürzten Muskelfasern mit dem Skalpell durchtrennt, wie das bei der Homann-Operation beim Tennisellenbogen an der Außenseite des Ellenbogengelenks der Fall ist. Sie werden mir aber sicher zustimmen, dass es viel sinnvoller ist, bereits im Vorfeld dafür zu sorgen, diese Spannungsfelder gar nicht erst entstehen zu lassen oder sie zumindest direkt bei ihrer Ausbildung nach der Belastung über gezielte Dehnungsmaßnahmen auszugleichen.

Lokale Spannungsherde sind während der Arbeit und beim Sport völlig normal und man hüte sich aus medizinischer Sicht, sie unmittelbar mit schwerwiegenden Diagnosen zu belegen, weil hiermit ein negatives Denken für die Betroffenen provoziert wird. Beim Fensterputzen und bei der Tennisrückhand beispielsweise sind Stressspannungen an der Außenseite des Ellenbogengelenks praktisch die Regel – sie können vorsorglich und ohne großen Aufwand über gezielte Dehnungsmanöver ausgeglichen werden, so dass sich spätere Operationen vermeiden lassen.

Die Bärentatze als 7. Hanseat ist die vorweggenommene Operation beim Tennisellenbogen. Über diese Dehnung gewinnt die gestresste Muskel-Sehnen-Gruppe wieder an Länge, damit verbunden ist ein Abbau lokaler Sauerstoffbarrieren, so dass unmittelbar nach dem Spannungsausgleich wieder vermehrt Sauerstoff und Energie nachfließen können. Dies kommt insbesondere den Bindegewebszellen zugute, denn diese Zellen sind es, die ganz besonders unter der Stresssituation leiden, weil sie im Gegensatz zu den Muskelzellen schlechter versorgt sind.

Die 7 Hanseaten sind Verhaltensnormen gegen Stress, die wir durch Vernunft begriffen haben und die gleichzeitig unser Herz mitschwingen lassen.

Die 7 Hanseaten sind ein Anti-Stress-Programm und wirken ohne erhöhtes Verletzungsrisiko. Die einzelnen Bilder werden in eine verlangsamte und behutsame Bewegungsfolge umgesetzt. Während der Dehnung übt eine von außen wirkende Kraft auf das Gelenk und auf die ausgewählte Muskel-Sehnen-Gruppe über mindestens sieben Sekunden eine passive Verlängerungswirkung aus. Das Maß der extremen Dehnungsposition ist individuell unterschiedlich und kann über einen typischen Flexibilitätstest bestimmt werden (siehe Seite 74 ff.). Während der Entspannung verläuft die Atmung ruhig und verlangsamt, tiefe Atemzüge sind zu vermeiden. Zur Dehnungsverstärkung sind äußere Reize möglichst auszuschalten und die Augen zu schließen. Beruhigende Musik (insbesondere repetitive Musik, siehe auch Seite 96 ff.) rundet die Anti-Stresswirkung optimal ab.

Im Folgenden begeben wir uns nun mit den 7 Hanseaten auf große Fahrt zu den sieben Kontinenten. Wie bereits in Kapitel 1 erwähnt, führt uns die Reise über sieben Weltmeere, die nach alter Fassung in Nord- und Südatlantik, Nord- und Südpazifik, Indischer Ozean, Nord- und Südpolarmeer eingeteilt werden.

Vor Erreichen eines neuen Kontinents wird die leistungsmindernde Stresssituation durch die schlaff herabhängenden Segel unseres Schiffes symbolisiert.

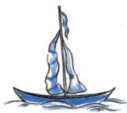

Jeder Erdteil tritt uns mit der bereits genannten typischen Tiergattung entgegen, wobei jedes Tier in seiner typischen Körpersprache für uns Menschen Zeichen der Entspannung setzt.

Über unterschiedliche Positionen können wir nun körperlichen Stress abbauen und der gesundheitsfördernde Flow-Effekt wird eingeleitet – im Buch dargestellt durch die prallgefüllten Segel als Signal für freie Fahrt.

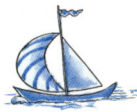

Der erste Stopp erfolgt natürlich in Europa, und wie in jedem Jahr sind die Menschen beglückt über das Einfliegen der Störche, denn sie kündigen durch ihr Erscheinen den nahenden Frühling an.

Der erste Hanseat
ist das **Storchenbein** gegen Leisten- und Kniegelenkbeschwerden

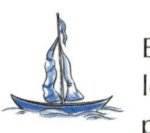

Beim langen Sitzen werden die Hüftgelenke permanent einer in 90°-Beugeposition gehalten. Die Folge ist eine Spannungsverkürzung der beugeseitigen Hüftmuskeln, so dass im Stehen und bei gestreckten Hüftgelenken die Lendenwirbelsäule vermehrt nach vorne im Sinne einer verstärkten Hohlkreuzposition verlagert wird. Als Folge dieser Fehlbelastung kommt es nicht selten zu anhaltenden Rücken- und Hüftgelenkbeschwerden.

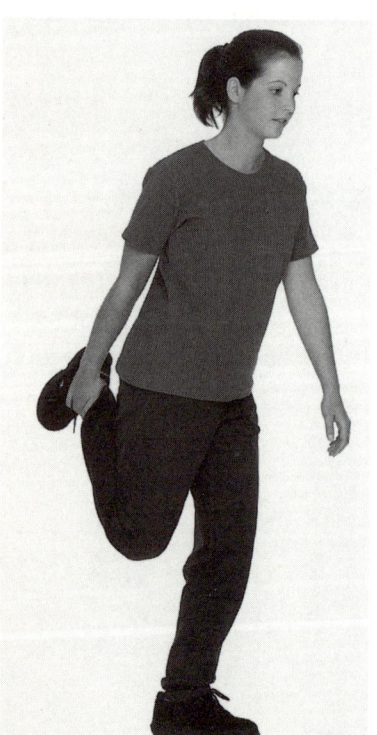

Sieben Sekunden im Einbeinstand links wird mit der rechten Hand über Zug vom rechten Fußrücken der rechte Oberschenkel nach hinten geführt. Das linke Standknie ist leicht gebeugt und der Oberkörper wird geringfügig nach vorne verlagert, um eine verstärkte Hohlkreuzposition zu vermeiden. Bei anfänglicher Standunsicherheit wird der Körper mit der linken Hand abgestützt. Wiederholung Gegenseite.

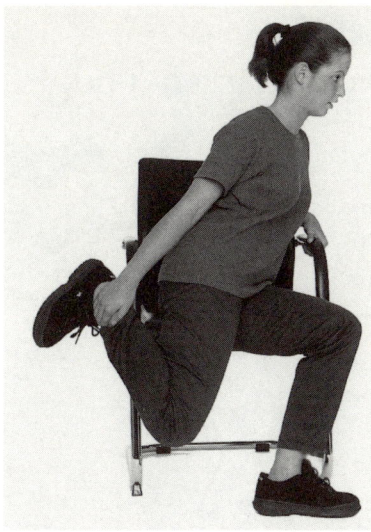

Eine veränderte Storchenbein-positon kann auch im Sitzen durchgeführt werden: Man sitzt am Stuhlrand nur auf der linken Gesäßhälfte. Die linke Hand stützt den nach vorne geneigten Oberkörper am Stuhl ab und wie in der Vorposition wird das gebeugte rechte Knie über Zug der rechten Hand vom rechten Fußrücken nach hinten gezogen. Wiederholung Gegenseite.

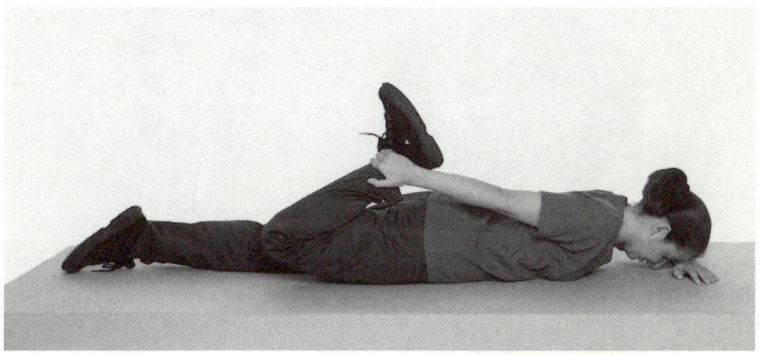

Storchenbeinposition im Liegen in Bauchlage ohne Überstreckung des Kopfes im Nacken. Dehnung der Hüftbeuger über den Zug der rechten Hand vom rechten Fußrücken. Wiederholung Gegenseite.

Auf seiner Weiterreise führt uns der Windjammer nach Afrika und hier sind es die Giraffen, die den heißen Kontinent vertreten.

Der zweite Hanseat

ist der **Giraffenhals** gegen Nacken- und Kopfschmerzen

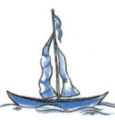

Bei langer Sitzarbeit, am Computer, auf langen Autofahrten und beim einseitigen Halten von Instrumenten (z.B. Geige) kommt es immer wieder zu schmerzhaften Nacken-

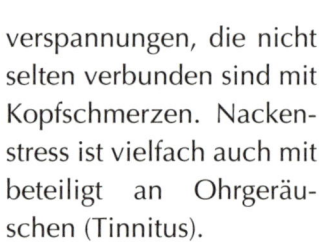

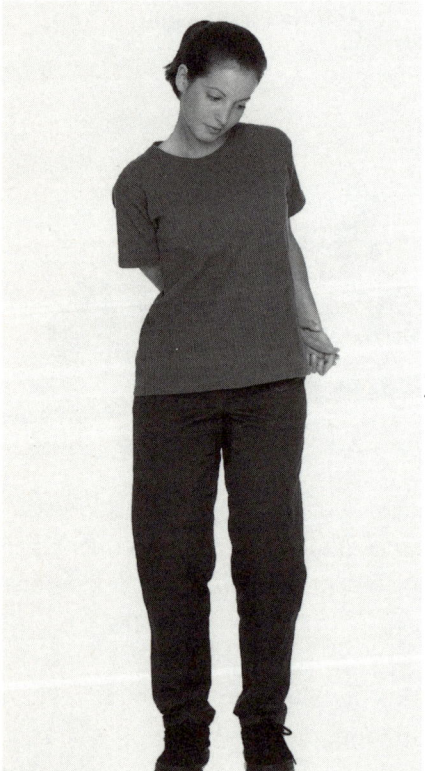

verspannungen, die nicht selten verbunden sind mit Kopfschmerzen. Nackenstress ist vielfach auch mit beteiligt an Ohrgeräuschen (Tinnitus).

Sieben Sekunden wird im Stehen der rechte Arm hinter dem Körper von der linken Hand weit nach links gezogen und der Kopf folgt seiner Schwere nach links vorne (siehe Foto links). Wiederholung Gegenseite.

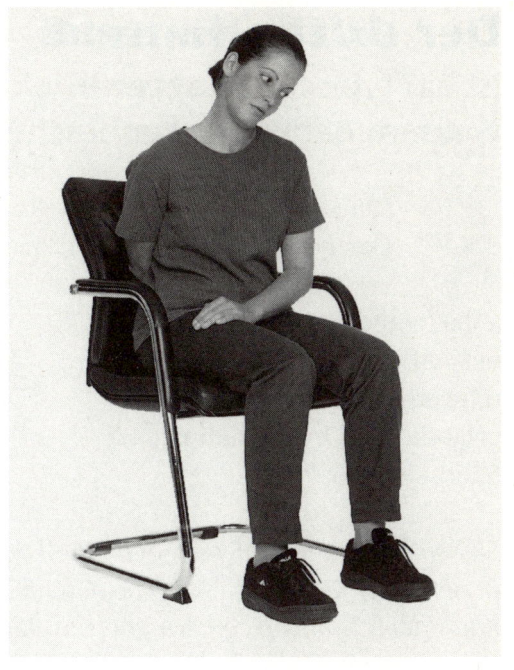

Auch im Sitzen kann der Giraffenhals durchgeführt werden. *Sieben Sekunden wird im Sitzen der Kopf nach links vorne verlagert. Der rechte Arm befindet sich hinter dem Rücken und die rechte Hand ergreift den äußersten Punkt der Rückenlehne. Dehnungsverstärkung durch leichten Zug der linken Hand am Hinterkopf nach vorne möglich.* Wiederholung Gegenseite.

Die Weiterreise führt uns nach Asien, vertreten durch seine Katzen, die wunderschönen Tiger in Bengalen und Sibirien sowie durch die Siamkatzen in Thailand.

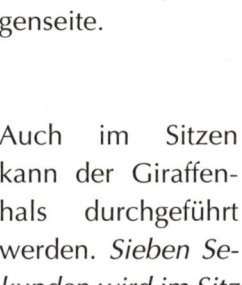

Der dritte Hanseat
ist ein typischer **Katzenbuckel** –
wirksam gegen Rückenbeschwerden

Lange Sitzarbeit provoziert Rückenbeschwerden, die noch verstärkt werden durch die anhaltende Bedienungsfunktion beider Arme vor dem Körper-schwerpunkt. Die Folge ist eine gefährliche Druckerhöhung der Bandscheiben.

Sieben Sekunden im Sitzen den Oberkörper zwischen den geöffneten Beinen weit nach vorne durchhängen lassen. Der Kopf folgt locker seiner Schwere und die Blickrichtung geht unter dem Stuhl hindurch. Zur gleichzeitigen Dehnung der vorderen Schultermuskeln verschränken wir die Arme am Rücken und führen sie maximal nach oben.

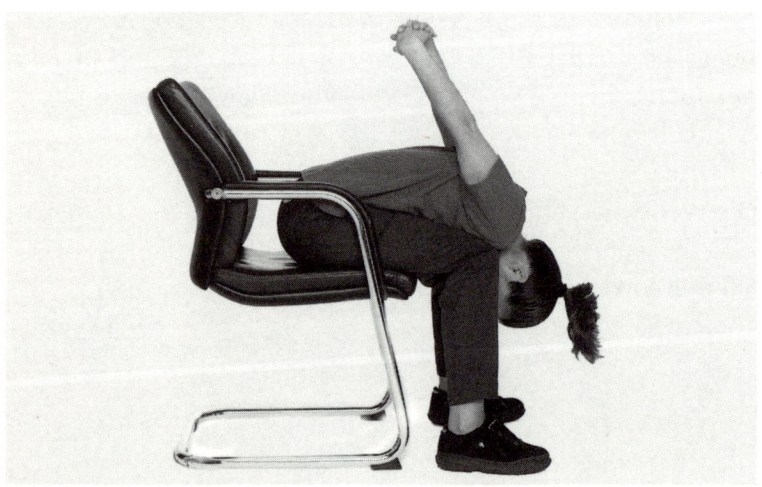

Zur intensiven Dehnung der linksseitigen unteren Rückenmuskulatur schlagen wir das linke Bein über das rechte. Die linke Hand greift innen den linken Vorfuß und der linke Fuß zieht über den linken Arm den Oberkörper nach vorn. Wiederholung Gegenseite.

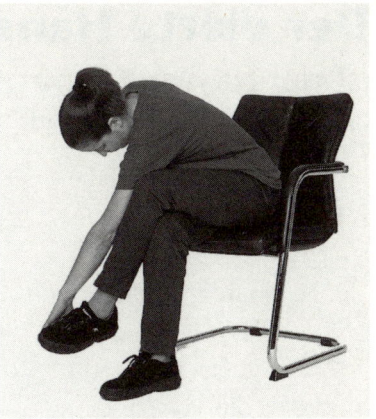

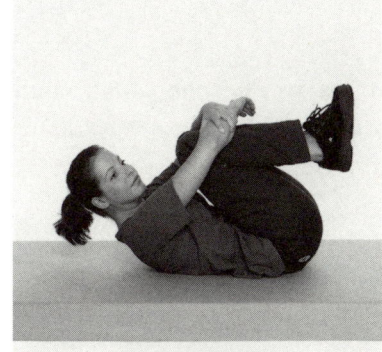

Dehnung der unteren Rückenmuskulatur im Liegen. Die gebeugten Kniegelenke werden über den beidseitigen Armzug maximal zur Bauchwand geführt und der Kopf angehoben.

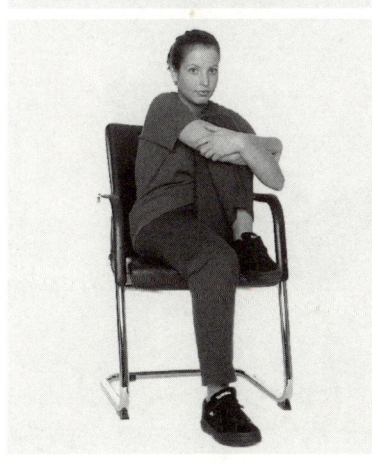

Dehnung der unteren Rückenmuskulatur durch Anziehen des linken Beines mit beiden Unterarmen zur vorderen Brustwand. Wiederholung Gegenseite.

Die Weiterreise geht nach Australien, und hier sind es die Kängurus, die dieses Land repräsentieren.

Der vierte Hanseat

ist der **Känguruspagat**
gegen Oberschenkel-
beschwerden und
Muskelzerrungen

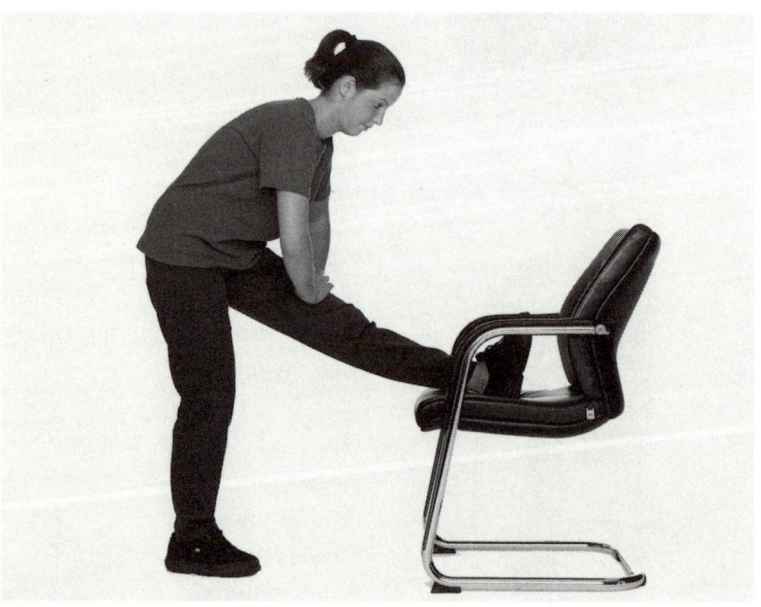

Häufig schmerzen
die hinteren
Oberschenkel-
muskeln, die verspannt
sind und auf Belastung
mit Zerrungen und Ris-
sen reagieren. Wiederholt kommt es zu Zwischenfällen beim
schnellen Sprintantritt am Morgen, wenn die Muskulatur
schlecht durchblutet und verspannt ist.

Sieben Sekunden das gestreckte vordere Bein auf einer Sitzfläche abstützen und die Zehen maximal zum Körper ziehen (Foto links). Die Hände stützen den Oberkörper auf dem vorderen Oberschenkel ab, das Standbein wird leicht gebeugt und der gerade Oberkörper maximal nach vorne geführt. Wiederholung Gegenseite.

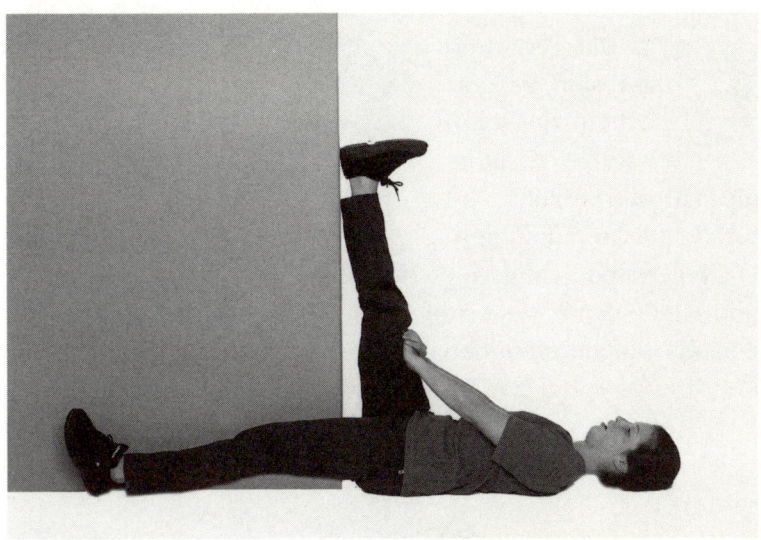

Rückenentlastend ist diese Dehnungsposition in liegender Stellung im Türrahmen. Das gestreckte rechte Bein wird am rechten Türrahmen senkrecht nach oben abgestützt, dabei richtet sich die Intensität der Dehnung nach der Position des Beckens im Türrahmen. Die rechten Zehen nach unten ziehen. Beinstreckung durch Druck beider Hände gegen den Oberschenkel. Wiederholung Gegenseite.

Auf unserer Weiterreise kommen wir nach Südamerika, und dort beeindrucken die Gauchos auf ihren feurigen Pferden in der Pampa.

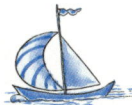

Der fünfte Hanseat

ist der **Pferdsprung**
gegen Wadenkrämpfe
und Achillessehnen-
beschwerden

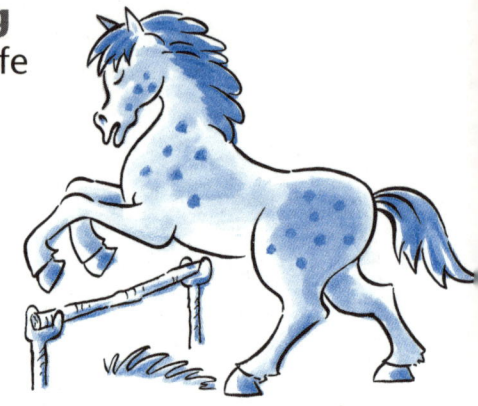

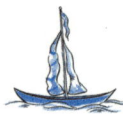 In unseren Brei-
ten sind es vor-
nehmlich hoch-
hackige Schuhe,
die zur Verkürzung der
Wadenmuskulatur führen.
Die Folge sind häufig Muskelkrämpfe (besonders in der Nacht)
und wiederkehrende Achillessehnenbeschwerden. Hohe Wa-
denbelastungen entstehen auch beim schnellen Gehen, beim
Kurzstreckensprint und in der extremen Form beim Ballett.

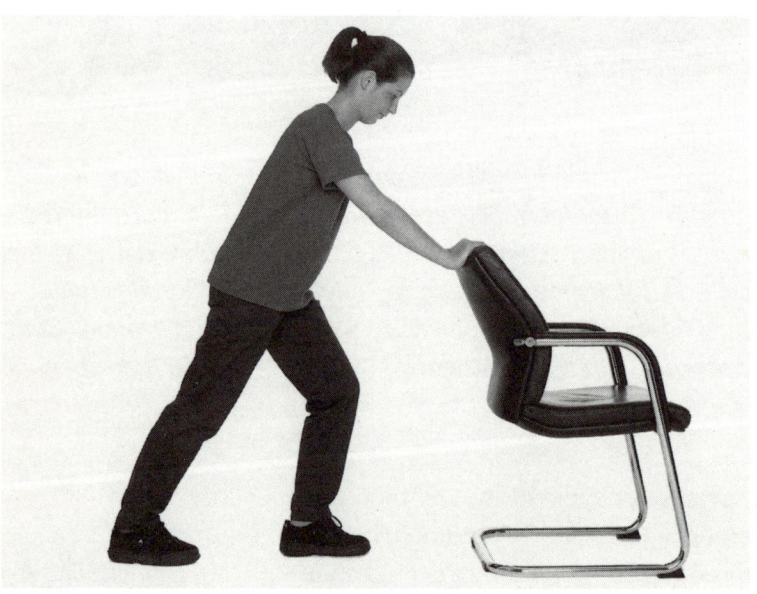

Sieben Sekunden beide Hände auf der Stuhllehne oder an der Wand abstützen (siehe Foto links). Im Ausfallschritt nach vorne ist das rechte hintere Bein im Kniegelenk gestreckt und die Ferse bleibt am Boden. Zur Dehnungsverstärkung wird das Becken leicht nach vorne verschoben. Wiederholung Gegenseite.

Der Dehnungspunkt verlagert sich nach unten in die Achillessehne, wenn das hintere Kniegelenk gebeugt wird. Wiederholung Gegenseite.

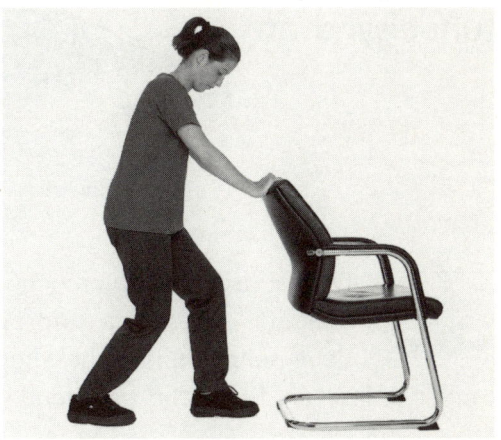

Verlagerung des Dehnungspunktes in die Fußsohle durch Absenken des hinteren Kniegelenkes an den Boden – mit Anheben des Fersenbeines und zusätzlichem Druck durch Abhocken auf dem hinteren Fuß. Wiederholung Gegenseite.

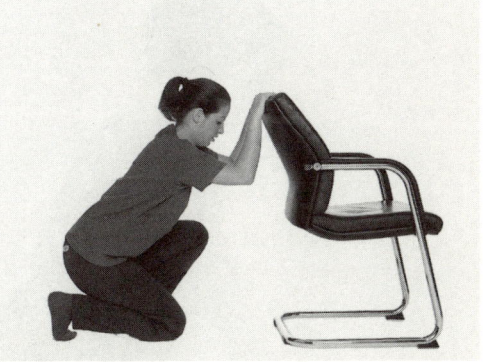

Ehe wir uns versehen, sind wir in der Arktis gelandet und dort (wie auch in der Antarktis) begegnen wir nicht nur gigantischen Walen, sondern auch den Robben.

Der sechste Hanseat

ist eine **Robbenflosse** gegen Sehnenblocka-
den und Sehnenscheidenerkrankungen der
Finger sowie gegen das
gefürchtete Karpal-
tunnelsyndrom

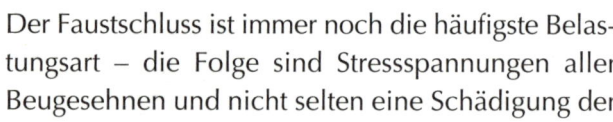

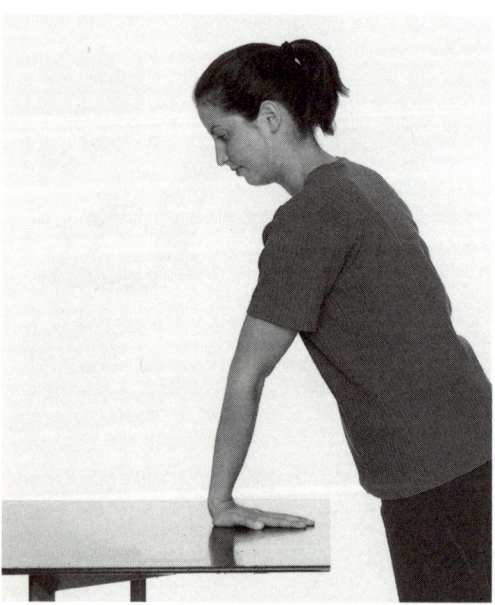

Der Faustschluss ist immer noch die häufigste Belas-
tungsart – die Folge sind Stressspannungen aller
Beugesehnen und nicht selten eine Schädigung der
Mittelhandnerven. Besonders belastend wirkt, dass in der typischen Tastenpositi-
on am Computer –
aber auch am Kla-
vier – die Hand ex-
trem nach innen ge-
dreht werden muss
(Pronationsstellung).
In der Folge kommt
es zu weiteren
schmerzhaften Ver-
spannungen der Un-
terarmeindrehmus-
keln (M. pronator
terres und M. prona-
tor quadratus). In der
typischen Tasten-

stellung sind die mittleren Gelenke der Mittelfinger gebeugt, und dies wiederum führt zu einer Stressspannung in den oberflächlichen Fingerbeugemuskeln (Superficialisschlitz am Unterarm) mit weiterer Druckschädigung des Mittelhandnerven.

Sieben Sekunden dehnen wir Finger, Unterarmbeuger und Eindrehmuskeln durch Abstützen einer Hand auf einer möglichst festen Unterlage – auf einem Tisch, Sitz oder an der Wand (Foto links). Über eine Außendrehung der Hand weisen alle Finger nach hinten. In dieser Position ist auf die vollständige Streckung der Finger in den Mittelgelenken zu achten. Wiederholung Gegenseite oder gleichzeitig mit beiden Händen.

Der Dehnungspunkt verlagert sich in die Hohlhand, wenn gleichzeitig das Ellenbogengelenk gebeugt wird (Foto rechts).

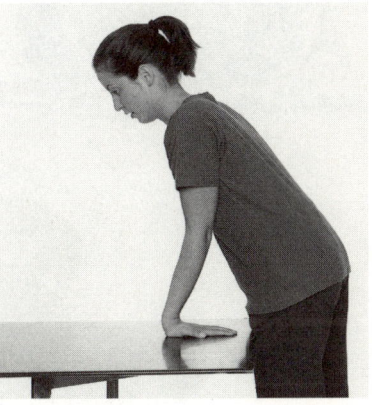

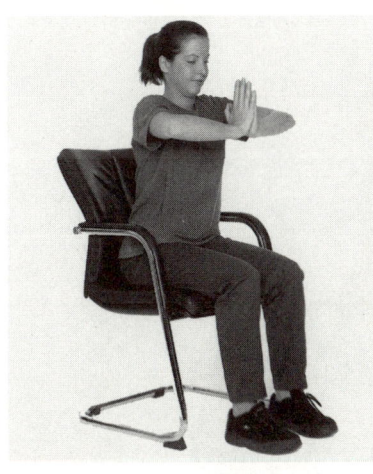

Dehnung der Finger durch Druck beider Hände gegeneinander. Beide Unterarme werden möglichst bis zur Horizontalen angehoben (Foto links).

Am Ende unserer Weltreise treffen wir auf Nordamerika, und hier sind es die Bären, die dieses Land vertreten.

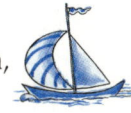

Der siebte Hanseat

ist die **Bärentatze** gegen Sehnenscheidenentzündungen und Tennisellenbogen

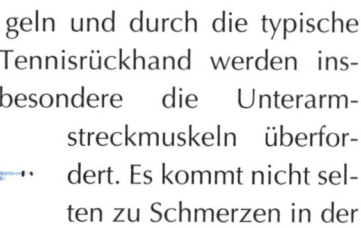

An der Tastatur, bei Haushaltsarbeiten wie Putzen und Bügeln und durch die typische Tennisrückhand werden insbesondere die Unterarmstreckmuskeln überfordert. Es kommt nicht selten zu Schmerzen in der

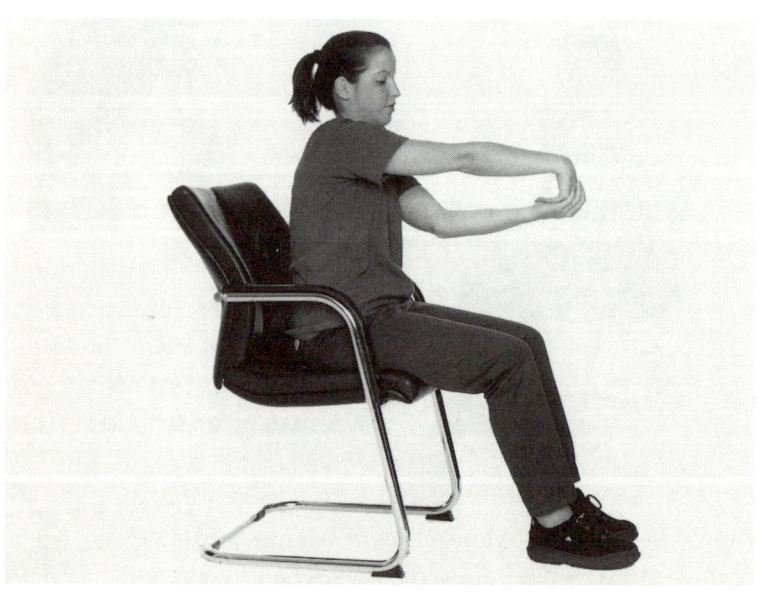

Höhe des Handgelenks (Sehnenscheidenentzündung) oder punktuell an der Außenseite des Ellenbogengelenks (Tennisellenbogen).

Sieben Sekunden maximale Beugung der rechten Hand im Handgelenk bei gestrecktem Ellenbogengelenk (siehe Foto links). Zugverstärkung von der linken Hand, die am rechten Handrücken liegt und auch die rechten Langfinger mit in die Beugestellung einbezieht. Wiederholung Gegenseite.

Die Dehnungswirkung am rechten Unterarm wird betont auf den Ausdrehmuskel (M. supinator) verlagert, wenn die rechte Hand bis zur 90°-Position nach außen gedreht wird. Die Finger der linken Hand greifen zwischen die Finger der rechten und ziehen die rechte Hand an den Körper heran. Wiederholung Gegenseite.

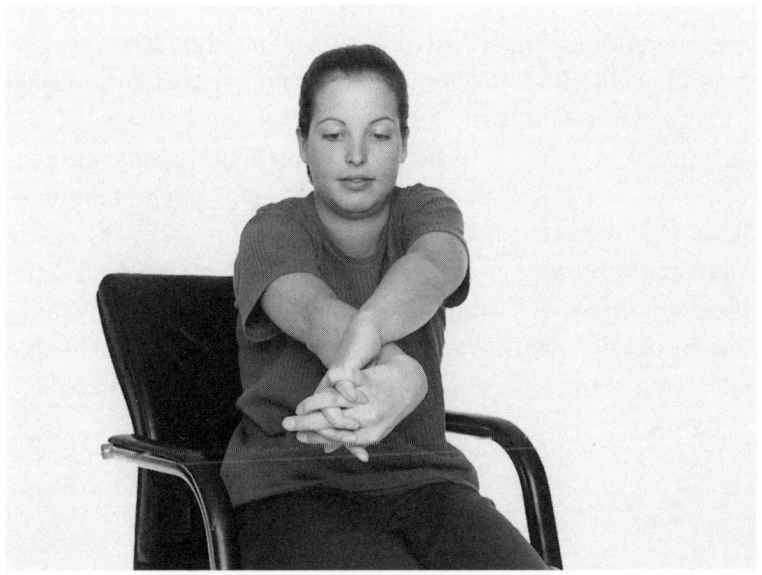

Die 7 Hanseaten finden ihre optimale Anwendung nach jeder längeren und einseitigen Arbeits- und Sportbelastung. Bei sieben Sekunden Dehnungszeit sind es insgesamt 12 Dehnungspositionen, die bevorzugt berücksichtigt werden müssen, da natürlich alle vier Extremitäten mit in das Anti-Stress-Programm einzubeziehen sind. Die 7 Hanseaten berücksichtigen die Muskelgruppen, die betont auf Belastung mit Verkürzung reagieren (tonische Muskeln). Insgesamt reichen somit 84 Sekunden, also knapp zwei Minuten, um während der Arbeit im Betrieb oder zu Hause, auf Reisen oder beim Sport wirksame Stressentlastung im Sinne eines Eigenmanagements umsetzen zu können. Bei Bedarf kann man sich auf ein bis zwei Gelenke konzentrieren, wenn hier die Stressspannung besonders stark auftritt.

Die 7 Hanseaten sind zwei Minuten wirksamer Stressentlastung während der Arbeit, zu Hause, auf Reisen oder beim Sport.

Jeder Einfluss von Wärme verstärkt naturgemäß die Dehnungswirkung. Die 7 Hanseaten können deshalb problemlos unter der Dusche oder in der Badewanne ihre Anwendung finden, so dass die eigentliche Dehnungswirkung über die direkte Wärmewirkung im verspannten Muskel noch verstärkt wird.

Die 7 Hanseaten passen als Training im Vorübergehen optimal in unsere zeitlose Gegenwart.

Die 7 Hanseaten sind nicht nur zeitsparend, sondern auch leicht erlernbar. Die Positionen sind in jeder Kleidung möglich und nicht schweißtreibend. Zum Training genutzt werden können Wartezeiten, engste Räume, Reisen und leichte Arbeitsvorgänge (siehe Foto rechts).

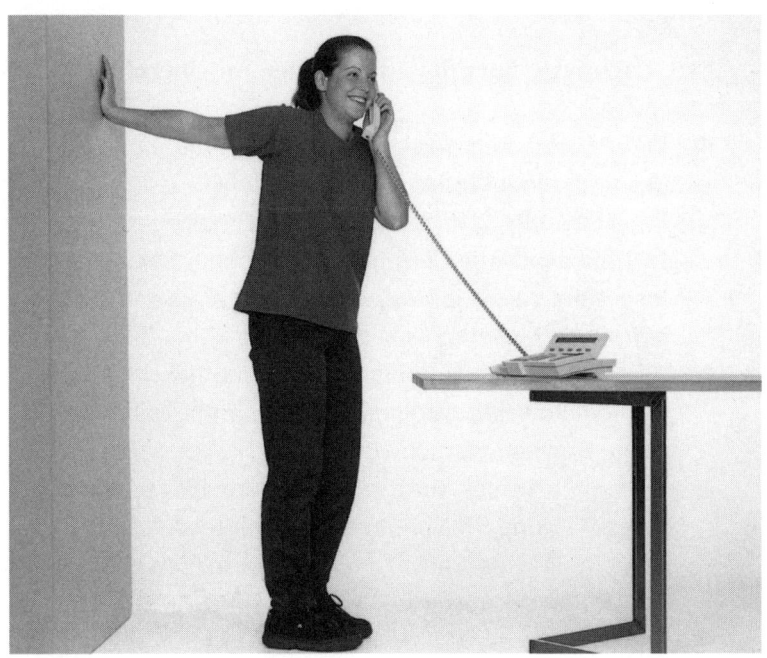

In vielen Alltagssituationen können problemlos Dehnungsübungen eingebaut werden, beispielsweise beim Telefonieren.

Das Wichtigste über die 7 Hanseaten im Überblick:

- Die 7 Hanseaten sind ein Anti-Stress-Training in Bildern mit einem hohen Memory-Effekt.
- Es ist ein zeitsparendes Anti-Stress-Programm – jede Dehnungsposition erfolgt über sieben Sekunden. Insgesamt reicht eine Zwei-Minuten-Pause zur allgemeinen Gelenkentspannung aus.
- Alle Dehnungspositionen sind in deutlich verlangsamten Bewegungsfolgen einzunehmen und ruckartige Bewegungen zu vermeiden.
- Bei hoher Arbeits- und Sportbelastung hält die Dehnungswirkung 90 Minuten an. Bei intensiver Beanspruchung sind die 7 Hanseaten im Zwei-Stunden-Rhythmus ratsam.
- Die Dehnungsverstärkung erfolgt unter Ausschaltung äußerer Reize, zum Beispiel in ruhiger Umgebung mit geschlossenen Augen.
- Während der Dehnung sollte auf eine ruhige gleichmäßige Atmung oder auf betonte Ausatmung geachtet werden.
- Eine Dehnungsverstärkung ist möglich unter Mitwirkung entspannender Musik (speziell repetitiver Musik).

4
Den weiten Wind erleben

Alles fließt, alles ist Bewegung, lautete bereits eine der prägenden Grunderkenntnisse der alten Griechen. Dieser positive Flow-Effekt ist ebenso Basis menschlichen Lebens, er ist die Voraussetzung für eine optimale Sauerstoff- und Energieversorgung der mikrostrukturellen Zellverbände.

Der lebenserhaltende Sauerstoff-Fluss ist eingebunden in einen wechselnden Pumpmechanismus zwischen Phasen der Anspannung und Entspannung. Die Spannkraft des Herzens kann nur dann das sauerstoffgeladene arterielle Blut in die Peripherie befördern, wenn über Entspannung das verbrauchte und mit Kohlendioxid aufgeladene venöse Blut ins Zentrum zurückfließen kann. Der zentrale Herzmotor pumpt unaufhörlich die arterielle Verbrennungsenergie und saugt gleichzeitig das verbrauchte venöse Blut über die rechte Herzkammer zurück, damit es erneut in den Lungenkreislauf gelangen kann.

Unterstützt wird die Herzarbeit von einem zweiten Pumpsystem, das von der arbeitenden Skelettmuskulatur ausgeht. Mit Recht kann man sagen, dass der Mensch über zwei vitale Motoren verfügt. Der eigentlichen Pumpzentrale im Zentrum unseres Körpers ist der periphere Muskelmotor parallel geschaltet und im Wechsel zwischen Anspannung und Entspannung wird der Blutstrom von zentrifugal auf zentripedal permanent umgeschaltet.

Beide Pumpsysteme sind nicht synchron geschaltet, sondern reagieren unabhängig voneinander, denn lediglich das Herz als Zentrum des Lebens ist an das autonome vegetative Schaltsystem angeschlossen, dagegen unterliegt die periphere Pumpstation unserer willkürlichen Steuerung. Ohne unser Zutun schlägt das Herz autonom Tag und Nacht und kann nur indirekt über Stress und Bewegung in seiner Schlagzahl verändert werden. Gänzlich anders verhält es sich mit der peripheren Pumpstation, die speziell von den Muskeln der Beine und Arme ausgeht, denn sie unterliegt unserer ganz persönlichen und bewussten Kontrolle. Es hängt also von jedem Einzelnen ab, wie oft und wie intensiv der zweite Motor unterstützend in den Sauerstoff-Flow-Effekt eingreift.

Just an diesem Punkt beginnt das prägende Problem des Stresszeitalters, denn der zweite Pumpmechanismus in der Peripherie wird mehr und mehr vernachlässigt und ersatzweise durch »Bewegung« im Sitzen und auf Rädern ersetzt. Die direkte Folge ist eine ständige Überbelastung unseres zentralen Herzmotors vornehmlich in Ruhe, denn je weniger der muskuläre Bewegungsapparat unserer Arme und Beine trainiert wird, umso höher ist die Belastung unseres Herzens in Ruhe.

In diesem Zusammenhang ist es hochinteressant, dass ein ausdauertrainierter Sportler sein Herz allein dadurch schont, dass er in jeder Trainingseinheit pro Tag das Herz durch Bewegung der Arme und Beine in einen bestimmten Belastungszustand treibt und hierfür in Ruhe belohnt wird, da das Herz dann langsamer und ökonomischer schlägt. Ganz anders verhält es sich jedoch mit einem untrainierten Büromenschen, denn durch den schlechten Trainingszustand seines gesamten Herz-Kreislauf-Bewegungssystems muss das Herz auch in Ruhe schneller schlagen und verbraucht somit unnötige Kraft und Energie. Die Ruheherzfrequenz eines Gewinners der Tour de France liegt in der Regel zwischen 38 bis 40 Schlägen in der Minute, dagegen weist ein untrainierter Büromensch in der Regel die doppelte Schlagzahl von 80 bis 90 Schlägen auf.

Über Ausdauertraining kann die Ruheherzfrequenz gesenkt werden, was zunächst wie ein Anachronismus anmuten muss. In Anlehnung zu bipolaren Mechanismen bewirkt Anspannung ausgleichende Entspannung, und umgekehrt ist Anspannung erst nach vorbereiteter Entspannung möglich. Über Ausdauertraining kann somit der Ruhepuls gesenkt werden. Die Reduzierung um 15 Schläge in der Minute macht im endgültigen Resultat einen deutlichen Leistungsgewinn für den gesamten Organismus aus: 21.600 mal darf das Herz pro Tag und 8 Millionen mal pro Jahr weniger schlagen!

Typisch für die Stress-Neuzeit ist ein nachhaltiger Verlust unseres zweiten peripheren Pumpsystems und konsequenterweise folgt ein negativer Sauerstoff-Flow-Effekt, denn Sauerstoff und Energie können nicht mehr optimal an die Zellen herangeführt werden. Obwohl mit 21 Prozent Sauerstoff in der uns umgebenden Atmosphäre genügend Energie zur Verfügung steht, fällt bei der anhaltenden Blockade des zweiten Pumpsystems die Ausnutzungsrate auf 3 Prozent ab. Wird dagegen das komplexe Sauerstoffpumpsystem zentral und peripher geschaltet, so kann die Ausnutzungsrate für Sauerstoff auf 5 Prozent, also auf fast die doppelte Menge gesteigert werden, das heißt, die maximale Sauerstoffaufnahmefähigkeit im Organismus nimmt deutlich zu.

Über die tägliche Aktivität des rechten und linken Beines wird die maximale Aufnahmefähigkeit für Sauerstoff im Körper praktisch um die doppelte Menge gesteigert.

Im Laufe der Entwicklung wurde über den allgegenwärtigen Fortschritt die Ausgleichsbewegung nachhaltig reduziert und der Mensch passte sich an. Das ursprüngliche Laufwesen mutierte zum Sitzwesen. Vermehrt verlor das Sitzwesen seine Unabhängigkeit und glich sich verstärkt der Arbeitsweise und dem Rhythmus der Maschine an.

Dauerndes Sitzen lässt aber nicht nur unsere Beine verkümmern – auch die Atmung gerät ins Stocken, denn wie soll sich ein weiterer wichtiger zentraler Muskel in der typischen Bedienungsarbeit entfalten können? Eingeklemmt in einen Bürostuhl oder auf einen Autositz wechselt unser Zwerchfell nur noch über zwei bis drei Zentimeter seinen höchsten und tiefsten Stand, dabei liegt die Kapazitätsgrenze jedoch bei acht bis zehn Zentimetern, wenn Atmung und Beinaktivität beim Ausdauertraining gefordert werden. Allein die optimale Auslastung dieser Zwerchfellaktivität als drittes Pumpsystem hat folgende positive Wirkung:

- Fördernde Massagewirkung auf das direkt aufliegende Herz
- Fördernde Massagewirkung auf die benachbarte Leber
- Passagebeschleunigung auf den direkt anliegenden querverlaufenden Dickdarm
- Intensivierung des Gasaustausches in der Lunge
- Positive Ansaugwirkung auf die großen Venen im Bauchraum
- Positive Ansaugwirkung auf das gesamte Lymphbahnsystem, das über kein förderndes Klappensystem verfügt.

Bei einem Sitzwesen fällt insbesondere der Brustkorb in sich zusammen und durch die ständige Bedienungstätigkeit der Arme in Blickrichtung weichen auch die Schultergelenke vermehrt nach vorne ab (Ventralisation). In dieser so genannten ständigen Brustbein-Belastungshaltung kann unser drittes Pumpsystem (Zwerchfell) sich nicht mehr frei entfalten.

Als Teil der Maschine wird der Mensch zum Flachatmer. Schon geringe Belastungen führen ihn in die Kurzatmigkeit und der Ausfall eines Fahrstuhls in einem Hochhaus treibt ihn in eine regelrechte Existenzkrise. Dabei gilt auch heute mehr denn je folgende asiatische Weisheit: *»Nur wer tief atmen kann, hat den Mut und die Kraft eines Löwen.«*

Als Sitzwesen vernachlässigt der Mensch sein drittes Pumpsystem: Eingeengt dümpelt das Zwerchfell über lediglich zwei Zentimeter auf und ab.

Als Teil der Maschine verkümmern entscheidende Funktionen, insbesondere dann, wenn wir uns in die direkte Abhängigkeit zu diesem toten Gegenstand begeben. Während in einer Beziehung das allgemeine Bewegungssystem vernachlässigt wird, werden auf der anderen Seite speziell die Arme und Hände endlosen Bewegungsserien unterzogen. Schon seit geraumer Zeit bestimmen nicht mehr Wald, Feld, Wiesen, Meer und Berge den menschlichen Bewegungsradius, sondern vielmehr Maschine, Motor, Instrument und Computer. In diesem Anpassungsvorgang werden die Hände praktisch zu verlängerten Hebeln der Maschine missbraucht, wobei sie dieser Stresssituation nicht gewachsen sind.

Über diesen Anpassungsmechanismus an die Maschine wechselt der Mensch seine äußere Erscheinungsform grundsätzlich und auf nachhaltige Weise:

Die Maschine missbraucht speziell beide Hände des Menschen zu verlängerten Bedienungshebeln.

- Die allumfassende körperliche Bewegung wird reduziert, mit deutlicher Einschränkung der drei Pumpsysteme Herz, periphere Muskulatur und Zwerchfell.
- Hände und Arme werden zu verlängerten Hebeln der Maschine missbraucht und kleine Muskelgruppen einseitig überbelastet, obwohl sie für diese Tätigkeit im Grunde nicht vorgesehen sind.

Dadurch ist nun eine völlig neue Stresssituation Realität geworden, denn in Folge dieser Anpassung entstehen schmerzhafte
Gelenkverspannungen, die unter dem Sammelbegriff der modernen Berufskrankheit RSI (repetitive strain injurie) zusam-
mengefasst werden (siehe auch Seite 59). RSI drückt letztlich
nichts anderes aus als monotone und einseitige Wiederho-
lungsarbeit an Maschine, Motor, Computer und Instrument,
wobei die direkte Folge ein latenter Spannungszustand (Stress
oder strain) ist und ohne Einleitung von Gegenmaßnahmen
(Elastizitätstraining) die Entwicklung in die Erkrankung bzw.
Verletzung (injurie) vorgezeichnet ist.

Auch Bewegung kann krank machen, wenn sie zu einseitig und intensiv umgesetzt wird.

Sauerstoff kann aber nur vermehrt
über die Aktivität großer Muskelgruppen
(1/6 der Skelettmuskulatur) in den Ge-
samtorganismus hineingepumpt werden
und nicht über lange Bewegungsserien
der Hände. Das Gegenteil ist sogar der
Fall – denn durch die einseitige Überforderung von Muskelgruppen (speziell der Hände) bauen sich
über regionale Stressspannungen Sauerstoffbarrieren auf, die einem positiven Flow-Effekt entgegenstehen.

Die neuste Diagnose in dieser negativen Entwicklung symbolisiert das ganze Übel und lautet »Mausklick-Syndrom«.
Über die einseitige Bedienungstätigkeit des rechten Zeigefingers beim Mausklick entstehen isolierte Spannungszonen und
es gelangt nicht mehr genügend Energie in ein belastetes Gelenk. In der Medizin wird dieser Zustand mit einer relativen
Sauerstoffverarmung (relative Hypoxie) umschrieben.

Die Stressfolgen beschäftigen den Menschen in zwei we-
sentlichen Bereichen: Während der allgemeine Bewegungsmangel Herz und Kreislauf schädigt, wird über die einseitige
Überforderung speziell der Hände und Arme bei stereotyper
Bedienungstätigkeit ein regionaler Sauerstoffmangel in der Peri-

pherie aufgebaut. Das »Mausklick-Syndrom« als typische RSI-Form am Computer steht stellvertretend für die Degeneration des Menschen vom Lauf- zum Sitzwesen.

Während die allgemeine Sauerstoffschuld über die Aktivität großer Muskelgruppen (besonders der Beine) durch Ausdauertraining ausgeglichen werden kann, geht es bei der Beseitigung der regionalen Sauerstoffschuld um einen gezielten Spannungsabbau einseitig überlasteter Muskelgruppen durch permanente Überforderung. Im Laufe seiner Entwicklung ist dem Menschen aber der verantwortliche Umgang mit seinem Körper und insbesondere mit provozierter Stressspannung verloren gegangen. Im Gegensatz zu den Tieren wird lediglich das Gähnen am Abend über eine gewisse Automatik gesteuert, aber selbst das entlastende Räkeln und Dehnen verschwindet aus dem Alltag. Wer erinnert sich noch an die frühere Alltagsregel: *»Einmal ausgiebig geräkelt ersetzt eine Stunde Schlaf.«*

Ganz anders geben sich Tiere in ihrem typischen Körperverhalten, denn rein instinktmäßig vollziehen Katzen und Hunde bzw. alle Tiere regelmäßig ihre Entlastungsdehnungen. In diesem Buch dient deshalb der Katzenbuckel als 3. Hanseat (siehe Seite 36) zur vorbildlichen Körperschulung gegen Rückenstress.

Von den Tieren lernen heißt, ein natürliches Verhalten zur täglichen Körperbelastung zu finden und auch den Mut zu besitzen, unsere menschliche Weisheit hin und wieder in Frage zu stellen, ja über sich selbst lachen zu können. Intensivstretching besagt nichts anderes, als der Körpersprache der Tiere zu folgen und gezielt sowie mehrmals täglich ein wirksames Elastizitätstraining in unsere einseitige Industriewelt einzubauen.

Wie wir in diesem Buch bereits gesehen haben, dient deshalb das natürliche Körperverhalten der Tiere für Menschen ganz bewusst als Vorbild – als Vorbild für ein gesundheitsförderndes Stressmanagement, das problemlos und zeitsparend

Intensivstretching in Form der Hanseaten ist optimal getimtes Stressmanagement.

praktiziert werden kann. Die illustrierten Tierfiguren regen als Bilder zur Nachahmung an. Dafür wird ein ganzheitliches Denken berücksichtigt, denn zur Speicherung von Informationen muss zwischen der Arbeitsweise der rechten und linken Gehirnhälfte unterschieden werden (siehe auch Kapitel 1). Namen entschwinden daher so schnell aus unserer Erinnerung, weil sie bei einer Vorstellung rein informativ und nur über das Wort mit dem linken Gehirn aufgenommen werden. Verbinden wir jedoch diese neue Information mit einem Bild und malen beispielsweise den Namen »Baumeister« vor unserem geistigen Auge aus, so wird über die Schaltung des rechten Gehirns die Information nachhaltiger gespeichert.

Informationen über ein leistungsförderndes Stressmanagement sind dem Menschen durchaus bekannt und bewusst. Allein über die Medien gehen täglich Ratschläge aus, wie und durch welches Verfahren unser allgemeiner Gesundheitszustand verbessert werden kann. Informationen jedoch, die allein vernunftmäßig aufgenommen werden, sind aber noch lange nicht geeignet, Eingang in unsere tägliche Praxis zu finden. An dieser Stelle sei an den Verhaltensforscher Konrad Lorenz erinnert:

> *»Gesagt ist noch nicht gehört,*
> *gehört ist noch nicht verstanden,*
> *verstanden ist noch nicht einverstanden,*
> *einverstanden ist noch nicht angewandt,*
> *angewandt ist noch lange nicht*
> *ein Leben lang beibehalten.«*

Wirksame Verhaltensänderungen werden nur dann für den Menschen tägliche Realität, wenn wir dafür sorgen, die gewonnene Information vom Kopf zum Herzen zu führen. Erst wenn es uns gelingt, ein wirksames Stressmanagement zu unserer Herzenssache zu machen, wird diese Verhaltensnorm zur täglichen Routine werden und den Rest unseres Lebens prägen.

Die 7 Hanseaten helfen, Elastizitätstraining aus ganzem Herzen zu betreiben und ein Leben lang beizubehalten.

Schmerzen in unseren Gelenken sind Folgen von Fehl- und Überbelastungen, durch die der Knorpel aufgebrochen und abgerieben werden kann, so dass er seine schützende Stoßdämpferfunktion nicht mehr ordnungsgemäß erfüllen kann. Zu derartigen degenerativen Gelenkveränderungen kann es nach Unfällen kommen, wenn die Knorpelzone traumatisch zerstört wird oder wenn der korrespondierende knöcherne Gelenkanteil in Fehlstellung verheilt, so dass bei späterer Belastung abnorme Druckeinwirkungen die Folge sind. Ein vorzeitiger Gelenkverschleiß steht auch häufig im Zusammenhang mit ständiger Fehlbelastung der Gelenke bei langem Sitzen, weil der rhythmische Wechsel zwischen Belastung und Entspannung fehlt – vergleichsweise zur An- und Entspannung in der Muskulatur. Auch der Knochen lebt von der Be- und Entlastung, nur in stärkerer Form als beispielsweise beim Walken von Leder.

Schmerzhafter Gelenkstress muss aber auch im Zusammenhang gesehen werden mit provozierten Spannungsverkürzungen der begleitenden Muskulatur. Als Resultat droht eine allmähliche Gelenkverschiebung, so dass der Gelenkknorpel nicht mehr zentral, sondern nur noch an den Rändern belastet wird. Hierzu muss man wissen, dass der schützende Gelenkknorpel nicht in gleicher Stärke Gelenkpfanne und den korrespondierenden Gelenkkopf überzieht. Die größte Dicke entwickelt der Gelenkknorpel im zentralen Abschnitt, wohingegen er randständig in eine dünne Schicht ausläuft. Die Erklärung ist einfach, denn jeder Gelenkabschnitt erfährt in seinem zentralen Abschnitt die höchsten Belastungsstufen, so dass in den Randabschnitten im Regelfall mit größeren Beanspruchungen nicht zu rechnen ist.

Dieser Regelfall tritt aber außer Kraft, wenn die steuernden Muskelsehnengruppen sich in ihrer Zugwirkung verändern. Immer dann, wenn ein bestimmter Gelenkabschnitt einseitig beansprucht oder trainiert wird, resultiert als Folge der Belastung eine gleichzeitige Leistungsverkürzung, und diese Stressspannung bewirkt zwangsläufig eine Änderung im umfassenden Bewegungsspiel des entsprechenden Gelenks. Bei einseitigen Gelenkbelastungen werden Muskelgruppen der einen Seite überfordert und geraten in eine verkürzende Kontraktur, während ihre Gegenspieler auf der anderen Seite gewohnheitsmäßig mit Abschwächung reagieren.

Diese komplexe Änderung in der Zugwirkung ganzer Muskelsehnengruppen muss zu Nachteilen für die Gelenkstellung führen, die Folge ist eine Verschiebung zur Seite der verkürzten Muskelgruppe. In dieser neuen Position wird das Gelenk nicht mehr zentral, sondern betont randständig belastet. Diesem ständigen Überdruck ist jedoch die relative dünne Knorpelschicht nicht gewachsen und es kommt so zu Verschleißvorgängen, die bevorzugt von den Randabschnitten ausgehen.

Ein bestes Beispiel dafür ist die schlechte Körperhaltung des modernen Sitzmenschen. Durch die anhaltende Bedienungstätigkeit der Hände und Arme verlaufen die Aktionsmuster bevorzugt an den Beugeseiten der Schultergelenke, und die verkürzende Stressspannung zieht nun kontinuierlich beide Schultergelenke nach vorn. Das führt zu einer typischen Brustbein-Belastungshaltung, weil über die Vorverlagerung beider Schultergelenke (Ventralisation) gleichzeitig ein stärkerer

Druck über die Schlüsselbeine und über die Rippen auf die Brustbeingelenke ausgeübt wird.

Über die ständige Reizung in den Gelenkkapseln der Brustbeingelenke entsteht nun ein Abwehrmechanismus im Organismus: Durch eine Reflexschaltung ist unser Körper nämlich bemüht, diese Fehlbelastung auszugleichen, und so kommt es zu zusätzlichen Muskelverspannungen seitlicher Nackenmuskeln und oberer Rippenhebermuskeln, wobei jene Muskelabschnitte für solche Mehrbelastung aber nicht ausgerichtet sind (siehe auch Seite 53). Dieser fehlerhafte Mechanismus ist ein häufiger Grund für Nacken- und Kopfschmerzen bei anhaltender Bedienungstätigkeit der Arme und Hände an Maschine, Computer oder Instrument.

Die Hauptarbeit des Menschen wird von der Hand erbracht. Dabei handelt es sich um ein regelrechtes anatomisches Greifwunder, unterhalten von 27 Knochen und 40 Einzelmuskeln, die äußerst variable Greiformen ermöglichen. Grundlage dieser filigranen Greifarbeit ist die muskuläre Gelenkeinheit, die einer zentral-peripheren Steuerung unterliegt (neuro-arthro-muskuläre Funktionseinheit NAM). NAM ist keine starre Einheit, sie reagiert vielmehr auf jede Form von Bewegung und Belastung, das heißt, sie antwortet mit abbauenden und aufbauenden Gelenkprozessen. Auf Belastung reagiert das System mit verkürzender Stressspannung. NAM funktioniert abgeschlossen und ist einem kybernetischen Regelkreis gleichzusetzen, in dem zwar Informationen untereinander ausgetauscht werden können, der aber nur durch Einflussnahme von außen in seiner Negativentwicklung zum Krankhaften hin aufgehalten werden kann.

Im modernen Sprachgebrauch spricht man bei diesem Krankheitsbild von der bereits erwähnten »repetitive strain injurie« (RSI). Dabei steht *repetitive* für die wiederholende Bewegungsbelastung einer Muskelsehnengelenkeinheit, *strain* für

Verkürzungsspannung, die durch diese Wiederholungstätigkeit ausgelöst wird und schließlich *injurie* für Erkrankung bzw. Verletzung als logisches Ergebnis dieses Arbeits- und Trainingsvorganges. RSI kann nur dann aufgehalten werden, wenn es gelingt, die provozierte Stressspannung über wirksame Dehnungsmaßnahmen auszugleichen und die abgeschwächten Gegenspieler (Antagonisten) zu verstärken.

Heutzutage ist es immer noch die Hand mit den unterschiedlichen Greifformen wie Spitz- und Grobgriff, die durch die täglichen Verrichtungen am stärksten gefordert wird. Sehr viele operative Leistungen müssen daher an der Hand erbracht werden, und sie sehen vielfach Entlastungsoperationen im Verlauf der provozierten Stressspannungszonen vor. Bei menschlichen Dienstleistungen, vornehmlich bei Bedienungsarbeit, steht die Beugetätigkeit der Arme und der Hände im Vordergrund, dabei sind es speziell Daumen, Zeige-, Ring- und Mittelfinger, die Kraftspitzen von 130 bis 150 Newton aufbauen können. Hingegen bleibt die Streckleistung der einzelnen Finger mit 50 Newton eindeutig zurück, so dass beim Ausgleich muskulärer Dysbalancen im Bereich der Hand neben der gezielten Dehnung der Beugemuskeln auch ein wirksames Krafttraining der gesamten Streckerschlinge berücksichtigt werden muss.

Neben dem betonten Beugeeinsatz der Arme und der Hände bei variablen Dienstleistungen werden den Unterarmen intensive Ausdrehpositionen (Supinationsstellung) oder Eindrehstellungen (Pronationsstellung) abverlangt. Geradezu extrem ist die Stellung der linken Hand am Geigenhals, denn durch das Greifen der Saiten wird eine maximale Ausdrehstellung (Supination) des linken Unterarmes erforderlich, wobei dieses Vorgehen von einer wiederholten Beugebelastung der oberflächlichen und tiefen Fingerbeuger begleitet wird. Die Supinationsstellung des linken Arms an der Geige wird unterhalten durch eine permanente Verkürzung des Bizepsmuskels, der neben dem Ausdrehmuskel in Höhe des Ellenbogengelenks (M. supinator) den kräftigsten Ausdrehmuskel darstellt. Allein schon durch die extreme Supinationsstellung der Hand an der Geige ist somit eine nachhaltige Verkürzung des beugeseitigen Bizepsmuskels am linken Schultergelenk vorprogrammiert und somit die Tendenz der Vorverlagerung des linken Schultergelenks im Sinne einer Brustbeinbelastungshaltung.

Grundsätzlich anders verhält sich der Bewegungsvorgang am Bogenarm, denn die rechte Hand wird beim Bogenabstrich in die Eindrehposition (Pronationsstellung) geführt, unterhalten durch zwei Muskelgruppen am Unterarm (M. pronator teres und M. pronator quadratus).

Das Beispiel der Geige zeigt, wie es durch stereotype Bewegungsvorgänge zu isolierten Muskelverkürzungen kommen kann und warum diese Muskelverkürzungen nachteilige Folgen für die mit ihnen korrespondierenden Gelenkabschnitte beinhalten (dabei symbolisiert die Geige alle monotonen Belastungen des Menschen – Maschine und Computer eingeschlossen).

RSI hat sich somit zu einem typischen Berufskrankheitsbild der Gegenwart entwickelt, obwohl wir ihr bereits im Mittelalter begegnen konnten. Von den Landsknechten war nämlich die so genannte »Trommlerlähmung« gefürchtet. Durch die stereotype Bewegung der Trommelschlägel wurde Stressspannung im Verlauf der Daumensehnen entwickelt, und ohne Einflussnahme von außen kam es nicht selten zu Erkrankungen bzw. Verletzungen in der steuernden Muskelsehnengruppe. Bis zu ihrem Riss sendet die Sehne Warnsignale in Form von Schwellungen, Bewegungsgeräuschen oder schmerzhaften Funktionsstörungen aus, auf die aber in der Regel nicht mit Ausgleichsmaßnahmen geantwortet wird. Grundlegende Gegenmaßnahmen bestehen beispielsweise aus kurzzeitigen Unterbrechungen der belastenden Tätigkeit, verbunden mit Gegenbewegungen, die den gesamten Vorgang durch Dehnungspositionen regelrecht auf den Kopf stellen (kontrolliertes Chaos).

Der Trommler möchte ein Leben lang trommeln. Die Bewegungseinheit bleibt jedoch nur dann gesund, wenn es rechtzeitig gelingt, über die gezielte Dehnung den Vorgang in das genaue Gegenteil umzukehren, weil hierdurch die Stressspannung beseitigt wird und Sauerstoff sowie Energie ungehindert nachfließen können.

Allseitig bekannt ist auch die hohe Belastungsanpassung der Muskulatur durch Training jedweder Art, und nicht ohne Grund spricht man von einem regelrechten Bodybuilding, weil durch Training ein imposanter Wachstumsprozess im Verlauf der Muskulatur ausgelöst werden kann. Früher war man jedoch der Meinung, dass nur die Muskulatur trainierbar sei und das sauerstoffverarmte (bradytrophe) Gewebe nicht auf Belastung reagieren könne. Inzwischen konnte jedoch wissenschaftlich nachgewiesen werden, dass auch Sehnenstrukturen durch Training beeinflussbar sind, sie reagieren jedoch im Vergleich zur Muskulatur wesentlich unauffälliger.

Sehnen sind durch Aufbau ihrer eiweißartigen Micellstrukturen trainierbar und können ihren Querschnitt vergrößern.

Die Ursache dieser reduzierten Anpassungsfähigkeit der kraftübertragenden Sehnen ist in der geringeren Sauerstoffversorgung zu suchen, sie befinden sich in der bereits in Kapitel 3, Seite 28, erwähnten permanenten »extremen Berghüttensituation«. Hier liegt die Ursache ihrer hohen Anfälligkeit auf körperliches Training, denn alle aufbauenden und reparativen Prozesse sind auf Grund der geringen Sauerstoffversorgung erschwert. Jede wiederkehrende Bewegungsbelastung ist verbunden mit einer sekundären Stressspannung, die jedoch einen deutlichen Mehrbedarf der Sauerstoffversorgung notwendig macht. Dieser Mehrbedarf kann zwar für die gut durchblutete Muskulatur zur

Verfügung gestellt werden, nicht jedoch für die kraftübertragende Sehne. Man spricht in der Medizin von einer relativen Sauerstoffverarmung und meint damit die Sauerstoffunterversorgung der kraftübertragenden Sehnen.

Stress verbraucht Sauerstoff, der zwar jederzeit in der Muskulatur, nicht aber in der kraftübertragenden Sehne zur Verfügung gestellt werden kann.

Auf Dauer kann ein Gewebsabschnitt einen Sauerstoffmangel nicht unbeschadet überstehen und für unsere Gelenke gehen degenerative Veränderungen somit primär von der Sauerstoffunterversorgung ihrer Bindegewebszellen aus.

Ein ständiger und einseitiger Gelenkeinsatz führt also langfristig zu Stressspannung mit einer Sauerstoffunterversorgung, bevorzugt in den kraftübertragenden Sehnen.

Der Mensch ist so alt und so elastisch wie seine Bindegewebszellen.

Die Folge sind Reibungserhöhungen der Sehnen in ihrem Bandkanal, weil sie auf dem Weg zum Gelenk häufig entscheidenden Richtungsänderungen unterliegen. Dieser enge Bandkanal, in dem Sehnen und Nerven verlaufen, hat einen exakt vorgeschriebenen Raumdurchmesser. Nimmt jetzt das Volumen der Sehnen durch Training zu, wird der vorgeschriebene Raum aufgebraucht und der begleitende Nerv unter Druck gesetzt. Es handelt sich dabei um das so genannte Kompressionssyndrom. Die entsprechenden Krankheitsbilder lauten dann wie folgt:

● Der erhöhte Reibungswiderstand einer Sehne im Bandkanal durch provozierte Stressspannung führt nicht selten zu der Erkrankung der Daumenstrecksehne mit möglichem Strecksehnenriss (Trommlerlähmung). Die hohe Beugeleistung der Arme und Schultergelenke provoziert eine einseitige Stressspannung im Bizepsmuskel mit erhöhter Reibung in der körpernahen langen Bizepssehne, und am Ende dieser Degeneration droht nicht selten der Bizepssehnenriss.

- Durch die Volumenzunahme der Sehne im Bandkanal wird der Gleitvorgang unterbrochen. Eine hohe Beugetätigkeit der Finger kann zu einem Blockieren der Fingerbeugesehnen führen. Beim Karpaltunnelsyndrom entsteht durch zu starkes Training der Beugesehnen im Bandkanal eine Drucksteigerung auf den begleitenden Mittelhandnerven.

Wir sehen also, wie wichtig es ist, die anhaltende Stressspannung im Muskelsehnenverlauf zu durchbrechen und den Bewegungsvorgang rechtzeitig ins Gegenteil (kontrolliertes Chaos) umzukehren. Auf diese Weise wird über die Sauerstoffverbesserung der kraftübertragenden Sehne das Auftreten von RSI vermieden.

Stretching beseitigt schmerzhaften Gelenkstress, es handelt sich um eine regionale Sauerstofftherapie, durch die speziell die kraftübertragende Sehne gefördert wird.

Neben den Armen und Händen ist bei permanenter Sitzarbeit die gesamte Wirbelsäule gefährdet. Anhaltende Sitzarbeit provoziert Stressspannung der gesamten Rückenmuskulatur, und dabei reagieren besonders der Nacken und der Lendenabschnitt äußerst empfindlich. Neben einer gezielten Verstärkung der gesamten Rückenmuskulatur ist bei langem Sitzen die wiederholte Dehnung der Nacken- und der unteren Rückenmuskulatur anzustreben. Ein gutes Beispiel gibt uns die Katze in ihrer typischen Körpersprache. Ihr Rundrücken ist Ausdruck wohligen Dehnens zum Stressausgleich verkürzter Rückenmuskeln.

Die Sitzposition des Menschen wird neben der belastenden Rundrückenbildung auch über die anhaltende 90°-Beugestellung beider Hüftgelenke bestimmt. In dieser Stellung befindet sich ein kräftiges Muskelpaar im Becken in ständiger Verkürzung, wobei sich dieser so genannte Hüftlendenmuskel (M. iliopsoas) leider der Inspektion und Abtastung entzieht.

Für die Entwicklung von Bandscheibenschäden hat aber dieser Muskel, der beim Sitzmenschen also in der Regel verkürzt ist, eine entscheidende Bedeutung. Das hängt mit seinem Verlauf zusammen, denn er entspringt den vorderen Lendenwirbelkörpern und den beiden Darmbeinschaufeln und setzt am kleinen Rollhügel kurz unterhalb vom Hüftgelenk am Oberschenkelknochen an. Ein durch anhaltende Sitztätigkeit verkürzter Hüftlendenmuskel muss zwangsläufig bei der Streckung der Hüftgelenke im Stehen die Lendenwirbelsäule in eine verstärkte Hohlkreuzposition führen (Lordose). Und hier liegt nicht selten der Grund für eine anhaltende Fehlbelastung der unteren Bandscheibenräume.

Schmerzhafter Gelenkstress der Wirbelsäule geht somit vielfach von verkürzten Nacken- und Rückenmuskeln, aber auch von den verkürzten Hüftlendenmuskeln aus, und die ursächliche Beseitigung kann nur darin bestehen, dass man wiederholt bei der Belastung wirksame Dehnungsmaßnahmen durchführt. Der Giraffenhals (Seiten 34 und 66) mit der Dehnung der seitlichen hinteren Nackenmuskulatur, der Katzenbuckel (Seiten 36 und 66) mit der gezielten Dehnung der unteren Rücken- und der vorderen Schultermuskulatur und das Storchenbein (Seiten 32 und 67) mit der Dehnung der vorderen Hüftbeugemuskulatur sind deshalb eine wirksame Abhilfe, um schmerzhaften Gelenkstress zu beseitigen und die Entwicklung degenerativer Gelenkerkrankungen zu vermeiden.

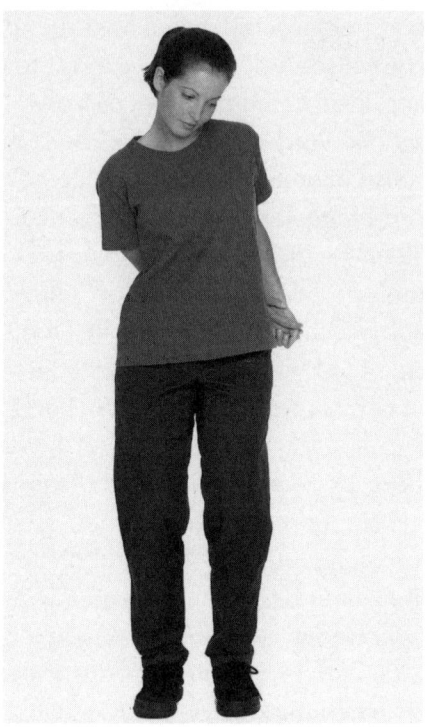

Der Giraffenhals zur Stressentlastung der Nackenmuskulatur

Der Katzenbuckel zur Stressentlastung der Rücken- und der vorderen Schultermuskulatur

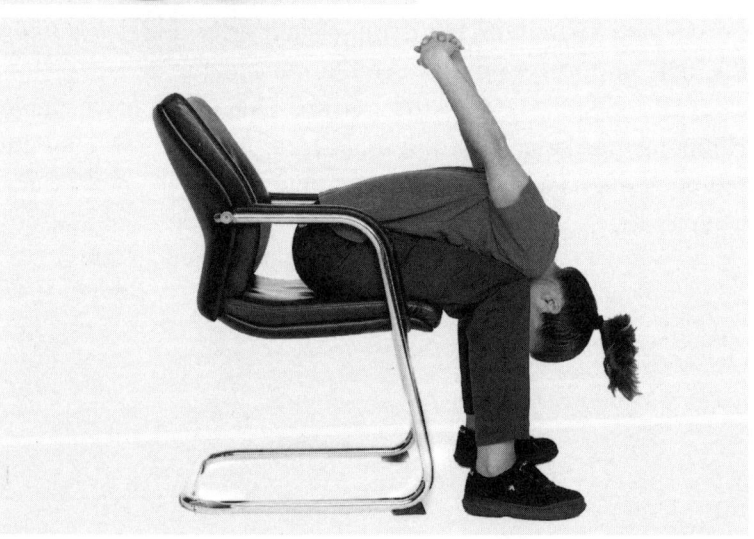

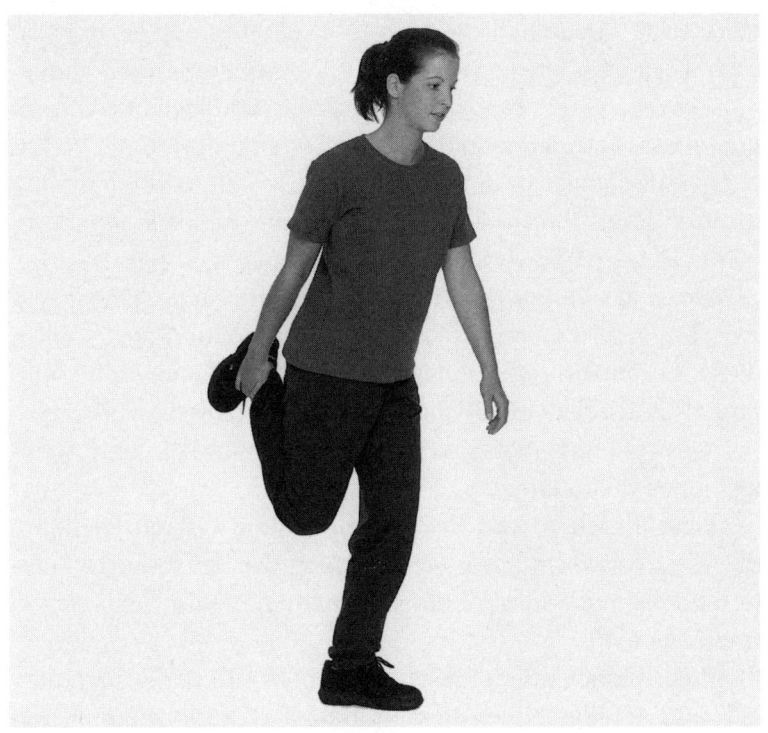

*Das Storchenbein zur Stressentlastung der vorderen Hüftbeuge-
muskulatur*

Schmerzhafter Gelenkstress und RSI sind aber nicht nur eine
Domäne der Wirbelsäule und der oberen Extremitäten. Gefürchtet ist auch die schmerzhafte Waden- und Achillessehnen-
verkürzung, die wiederholt zum Störfaktor in der Nacht wird.
Der Grund liegt in der Biomechanik, denn im Gegensatz zum
Tier verfügt der Mensch über einen langen Vorfuß, der im Vergleich zur Pfote nur über den vermehrten Krafteinsatz der Wadenmuskulatur abgerollt werden kann. Tiere jedoch, die eine
weitaus höhere Laufleistung als der Mensch aufzuweisen haben, können auf Wadenmuskeln praktisch verzichten.

Wird jetzt wissentlich die Geh- und Laufleistung beim Sport erhöht, so ist über die provozierte Vergrößerung der Wadenmuskeln die Verkürzung der gefährdeten Achillessehne vorprogrammiert. Entsprechend hoch sind Erkrankungen bzw. Verletzungen der Läufer in diesem Gelenkabschnitt, und wiederholt mussten Profis ihre Kariere als Folge einer Achillessehnenproblematik beenden. Achillessehnenerkrankungen bzw. -verletzungen sind somit das sportliche Übel vieler Läufer. Dabei geht eine besondere Gefahr von den Sprintsportarten aus, weil in dieser beschleunigten Gangart nur der Vorfuß eingesetzt wird und als Folge der verstärkten Spitzfußbelastung die verkürzende Stressspannung verstärkt in den Wadenmuskeln und Achillessehnen auftreten muss.

Durchbrochen wird dieser fehlerhafte Kreislauf nur durch die wiederholte und gezielte Dehnung der beugeseitigen Unterschenkelmuskeln über die so genannte Pferdsprungposition (siehe Seite 40).

Buchstäblich auf die Spitze getrieben wird der Wadenmuskel- und Achillessehnenstress im Ballett als »Spitzentanz« und entsprechend extrem sind die Funktionsstörungen in nahezu allen Gelenkabschnitten des Unterschenkels und des Fußes. Die Geigenhalsposition der linken Hand und die Extrembelastung der Füße im Ballett sind wohl die intensivsten Belastungen, die der menschliche Geist ersonnen hat.

Wadenmuskel- und Achillessehnenprobleme sind aber auch in breiten Teilen unserer Bevölkerung gefürchtet – insbesondere hervorgerufen durch erhöhte Absätze und Vorfußeinengung bei modischen Schuhen. Im Gegensatz zu den Naturvölkern, bei denen der Barfußlauf auf variabler Unterlage vorherrscht, bewegen sich Menschen in Industrieländern in Spitzfußposition auf ebenen Hartböden. Die Folge sind die bereits genannten nächtlichen Wadenkrämpfe, behandlungsintensive Achillessehnenbeschwerden und Verkrümmungen der Zehen.

Trotz hoher Laufleistungen kennen Naturvölker dagegen diese Sorgen an ihren Unterschenkeln und Füßen nicht, mit verantwortlich ist hierfür eine entscheidende Grundhaltung, die in Pausen und bei tiefer Bodenarbeit ständig zur Anwendung kommt. In der tiefen Entspannungshocke (siehe Seite 74) können diese Menschen relativ lange verharren, dabei bleiben die Füße fest am Boden und beide Kniegelenke sind scharnierartig nach vorn ausgerichtet. Dagegen mutet die tiefe Arbeitshocke (siehe Seite 73) der Menschen in Industrieländern wie eine Krampfsituation an, denn als Folge der chronischen Wadenmuskelverkürzung können sie die Hacken in der tiefen Hocke nicht am Boden verankern und beide Kniegelenke müssen nach außen abgewinkelt werden, wodurch eine hohe Belastung des gesamten Knieinnenraumes die Folge ist.

In unseren Breiten können Kinder noch bis zum Eintritt in die Schule in der tiefen Entspannungshocke spielen. Fehlende Vorbildfunktion der Erwachsenen und das Tragen von »hohen Hacken« sorgen dafür, dass aus der Entspannungshocke bald eine Krampfhocke wird.

Dehnen als wirksame Maßnahme gegen schmerzhaften Gelenkstress ist keine Erkenntnis der modernen Sportmedizin, denn nahezu allen Naturvölkern ist dieses typische Körperverhalten erhalten geblieben.

Aber auch in der gesamten Tierwelt ist die stressentlastende Dehnung täglich Praxis. Die Vögel recken in kurzen Pausen ihre Flugmuskeln, Kaninchen und Hasen ihre Laufmuskeln und selbst bei Rennpferden wird das Ziehen am Schwanz als eine wohltuende Entlastung wahrgenommen. Nicht einmal die Haustiere haben trotz der Anpassung an den Menschen ihre Entspannungsdehnung verloren. Die Katze sucht ständig den Ausgleich ihrer verspannten Rückenmuskulatur über den Katzenbuckel, und unsere langjährige Hausgenossin Elsi, eine ungarische Hirtenhündin, beeindruckte permanent durch die perfekte Dehnung ihrer Laufmuskeln.

Aber auch in der Musikwelt ist schon seit längerer Zeit die leistungssteigernde Ausgleichsdehnung am Instrument bekannt. Francois Couperen schrieb 1717 in seinem Lehrwerk *La détouché la clavicun*: »Personen, die spät anfangen oder schlecht unterwiesen wurden, müssten, da ihre Sehnen hart geworden sind oder schlechte Angewohnheiten angenommen haben könnten, darauf achten, dass sie, ehe sie sich ans Klavier setzen, ihre Finger geschmeidig machen oder machen lassen: *Das heißt, sie müssten die Finger nach allen Richtungen dehnen oder dehnen lassen.* Das belebt überdies den Geist und man fühlt sich freier.«

5
Messung von Gelenkstress

Die Beweglichkeit eines Gelenks wird vorwiegend von seiner anatomischen Formgebung bestimmt, das heißt, es kommt darauf an, wie Gelenkkopf zur Gelenkpfanne und die bewegliche Gelenkkapsel ineinandergreifen. Verändert sich dieses Gelenk, bilden sich beispielsweise Randzacken aus, so kann der ursprüngliche Bewegungsumfang nicht mehr voll gewahrt werden. Bei der Prüfung der Flexibilität beendet ein harter Bewegungsstop, der häufig auch schmerzhaft wahrgenommen wird, den Aktivitätsumfang. Im Gegensatz hierzu reagiert die gelenkige Muskelführung bei der Prüfung der Flexibilität in einem weichen Anschlag, denn neben dem knöchernen Aufbau steuert die umgebende Muskulatur entscheidend die Beweglichkeit der Gelenke.

Die muskuläre Dysbalance eines Gelenks belegt ein Ungleichgewicht, welches praktisch darin besteht, dass die beugeseitige Muskelgruppe verkürzt ist und ihr Gegenspieler (Antagonist) an der Streckseite abgeschwächt reagiert. Grundsätzlich kann man aber in der Reaktionsweise der Muskeln drei Gruppen voneinander unterscheiden:

- Muskeln mit tonischem Verhalten reagieren auf jede Form der Überbelastung mit Verkürzung
- Muskeln mit phasischem Verhalten reagieren auf Überbelastung mit Abschwächung
- Daneben gibt es Muskelabschnitte mit gemischt tonischen und phasischen Reaktionsweisen

Ursprünglich sind beim Menschen die tonischen Muskeln für die Haltearbeiten bestimmt, während die phasischen Abschnitte vorwiegend Bewegungsaufgaben zu erfüllen haben. Unter Berücksichtigung des typischen Muskelverhaltens kann an folgenden Gelenkabschnitten mit Stressspannung gerechnet werden:

- Beugeseite Schultergelenke sowie Beugeseite Unterarme und Hände
- Streckseiten der Wirbelsäule in Höhe der Halswirbelsäule und der Lendenwirbelsäule, wobei in diesem Abschnitt auch eine Abschwächung zu befürchten ist
- Beugeseite und Innenseite der Hüftgelenke
- Rückseite der Oberschenkel
- Rückseite der Unterschenkel im Verlauf der Wadenmuskeln, Fußsohle und Beugeseite der Zehen

Elastizitäts- und Flexibilitätstests können die verkürzten Muskelsehnengruppen orten, dabei weist die Winkelposition das Ausmaß der Einschränkung auf.

Allein schon die europäische Arbeitshocke – man könnte auch sagen »Krampfhocke« – ist ein Zeichen für einen allgemeinen Elastizitätsverlust, denn als Folge der verkürzten Waden- und Rückenmuskeln können wir nicht mehr die tiefe Entspannungshocke einnehmen, stattdessen werden bei tiefen Bodenarbeiten die Kniegelenke bei hoher Meniskusbelastung nach außen gedreht, gleichzeitig sind beide Hacken vom Boden abgehoben und die Wirbelsäule ist brettartig aufgerichtet.

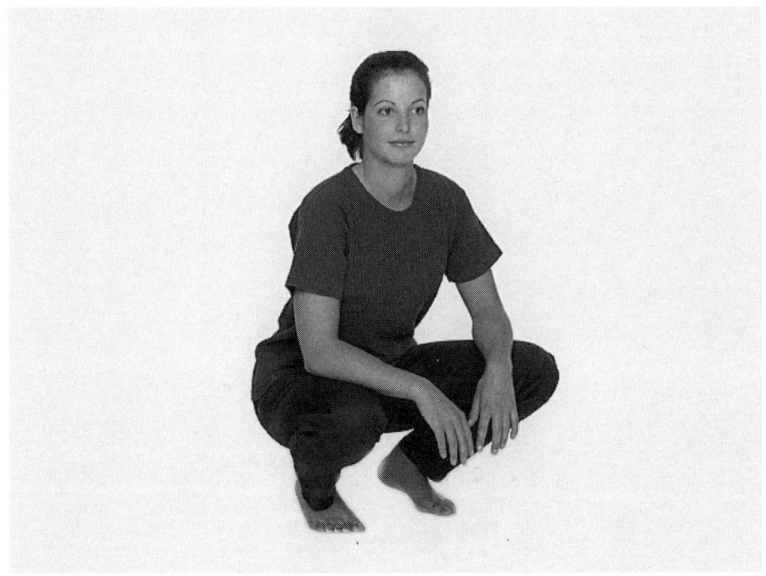

Mit dem folgenden Test können Sie herausfinden, wie es um die derzeitige Flexibilität Ihrer Muskeln und Sehnen steht:

Flexibilitätstest Nr. 1

In der tiefen Entspannungshocke der Naturvölker sind beide Kniegelenke scharnierartig nach vorn ausgerichtet, beide Füße bleiben auch mit den Fersenregionen fest am Boden, und durch den gleichmäßig gerundeten Rücken nähert sich die Sitzfläche bis auf Handbreite den Fersen.

Die tiefe Entspannungshocke belegt eine optimal gedehnte Rückenmuskulatur einschließlich der Waden und der Achillessehnen.

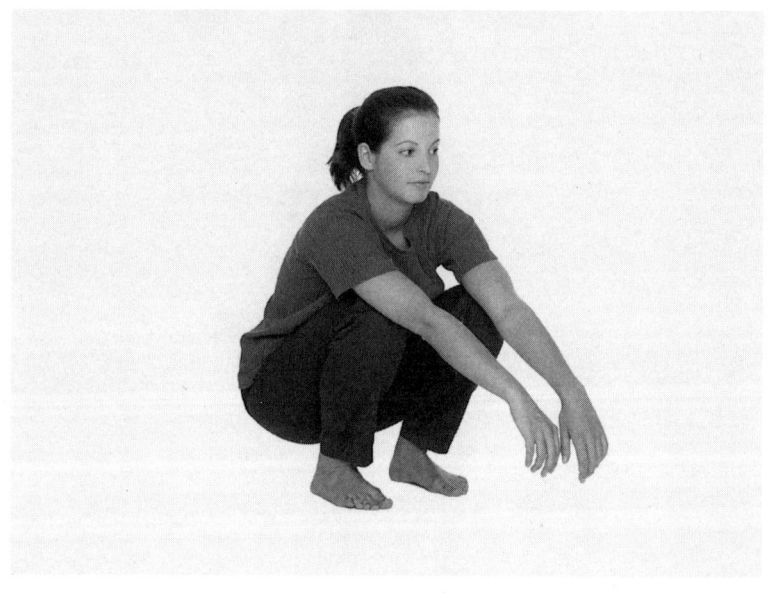

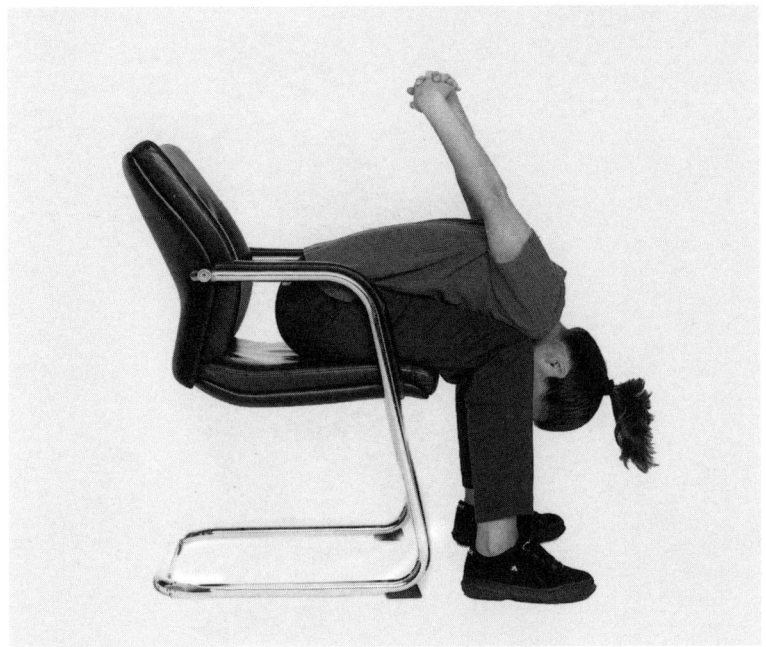

Flexibilitätstest Nr. 2

Die Prüfung der beugeseitigen Schultermuskulatur im Bizepsverlauf und der unteren Rückenmuskulatur erfolgt auf einem Stuhl in maximaler Oberkörpervorbeuge. Die Blickmöglichkeit unter dem Stuhl hindurch signalisiert eine optimal gedehnte untere Rückenmuskulatur, und die annähernd 90°-Position der verschränkten Arme hinter dem Rücken zeigt eine sehr gute Flexibilität der beugeseitigen Schultermuskulatuar im Bizepsverlauf.

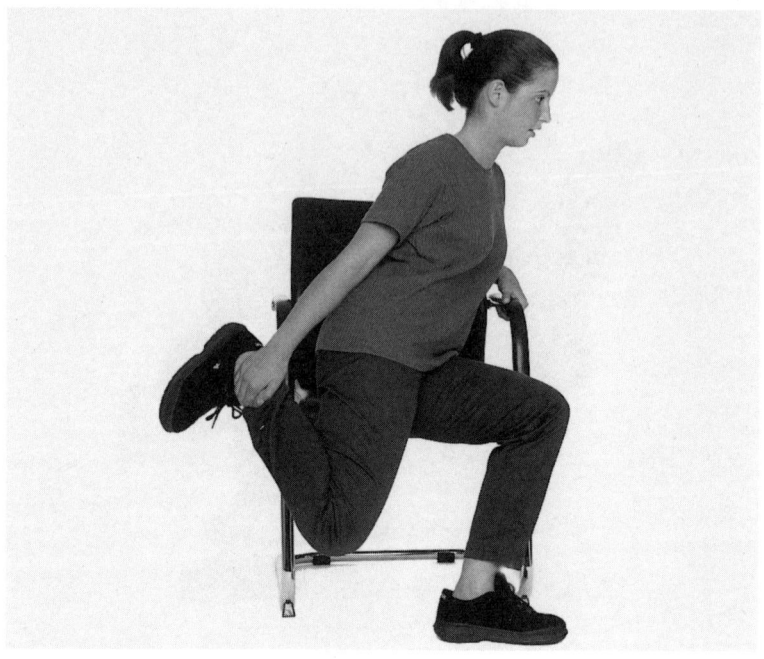

Flexibilitätstest Nr. 3

Seitlich auf einem Stuhl sitzend wird das äußere Bein im Knie-gelenk gebeugt und über den Handzug am Unterschenkel das Hüftgelenk maximal geöffnet. Die totale Streckung des Ober-schenkels im Hüftgelenk beweist eine optimale Flexibilität der Hüftbeugemuskulatur und des mittleren Oberschenkelstre-ckers.

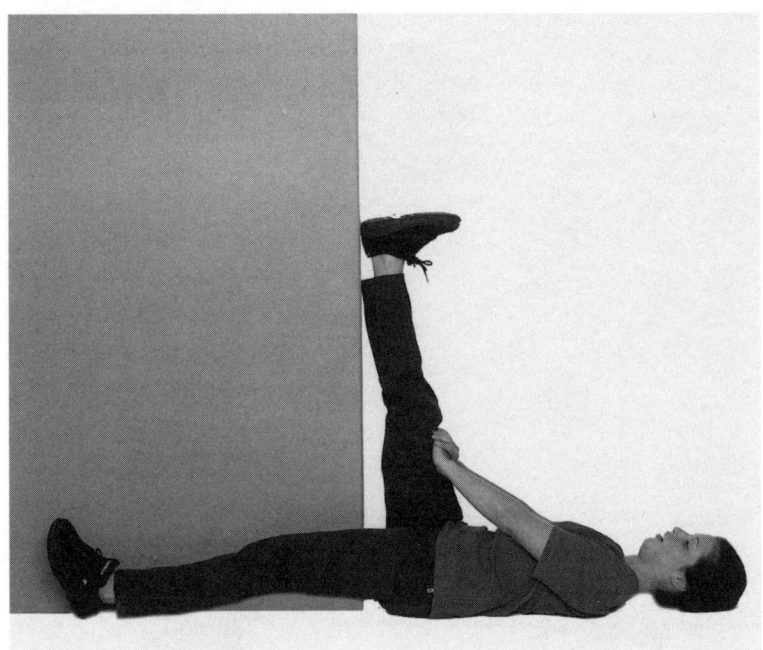

Flexibilitätstest Nr. 4

In Rückenlage auf dem Boden liegen wir mit einem gestreckten Bein in Höhe eines Türrahmens. Das Testbein wird senkrecht nach oben geführt, dabei ist auf die vollständige Streckung des Kniegelenks und auf das Hochziehen des Fußes zu achten. Die 90°-Winkelposition beweist eine optimale Flexibilität der hinteren Kniebeugemuskulatur.

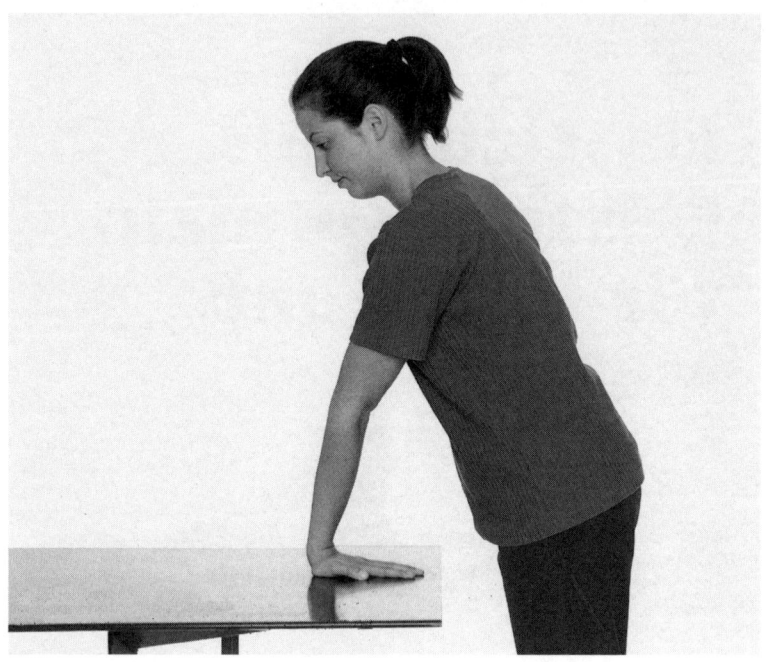

Flexibilitätstest Nr. 5

Eine Hand wird maximal nach außen gedreht und die gesamte Handfläche stützt auf einer Tischplatte ab. Die 90°-Stellung der Hand zum Unterarm beweist eine sehr gute Beweglichkeit der Fingerbeugemuskeln, dabei achten wir auf die vollständige Streckung aller Finger, speziell in den Mittelgelenken.

In den aufgeführten Positionen wurden bewusst nur jene Gelenkabschnitte berücksichtigt, die aufgrund medizinischer Erfahrung mit Stressspannung und mit Funktionsstörungen reagieren. Sollte der Test für Sie einige Defizite ans Tageslicht beförderdt haben, so besteht kein Grund zur Resignation: Die regelmäßige Anwendung der 7 Hanseaten werden das Ergebnis nach und nach erheblich verbessern.

6
Elastizität als Leistungsprinzip für Natur und Mensch

Der Mensch der Gegenwart wird in zunehmender Weise von starren Formen beherrscht, in der Natur dagegen bestimmt ein hohes Maß an Flexibilität die extreme Widerstandsfähigkeit gegen Wind, Hitze, Kälte und extreme Temperaturschwankungen zwischen Tag und Nacht. Vergegenwärtigen wir uns beispielsweise das Wogen eines Kornfeldes im Wind, das durch Stürme nur schwer aus der Senkrechten gezwungen werden kann. Selbst kühnste menschliche Konstruktionen wie Wolkenkratzer oder Fernsehtürme wirken gegen diese Elastizitätsleistung wie starre Ungebilde und im modernen Japan ist man immer noch nicht in der Lage, sichere Hochhäuser gegen Erdbeben zu konstruieren.

Beeindruckend ist dagegen die enorme Resistenz eines Blattes, das nur über einen dünnen Stängel mit dem Baum verbunden ist. Durch extreme Anpassungsfähigkeit und Flexibilität bietet es dem Wind stets den geringsten Widerstand und verliert selbst über seinen kleinen Steg als Versorgungsleitung zum Baum niemals seinen Kontakt zu den Wurzeln und zur Erde. Beinahe schwerelos gleitet der Sturmvogel vor der Steilküste des Meeres und sein Krafteinsatz bei dieser extremen Flugleistung ist gleichsam gering. Über eine winzige Änderung im Einstellwinkel seiner Flügel wird er im Wind getragen und kann mit dieser Technik blitzschnell auf jede Böe reagieren. Würde dieser Vogel über das geistige Potential eines Menschen verfügen, würde sich auch seine äußere Daseinsform entscheidend verändern. Statt im Wind zu gleiten, kämen die Vögel in Flugmaschinen daher. Die beeindruckende elastische Aktivität der Flügelarme müsste durch die Bedienung bestimmter Hebel in diesem Käfig ersetzt werden. Zum permanenten Sitzen verdammt, bekäme der arme Vogel bedenkliche Gewichtsprobleme, die in einem Missverhältnis zwischen dem Körpergewicht und der Leistung seiner Flügelarme enden würde. Dieser fehlgebildete »Maschinenvogel« müsste beim ersten Flugversuch als Folge seines Übergewichts und des Elastizitätsverlusts der Flügel gnadenlos in die Tiefe stürzen.

Das Schicksal hat es mit den Menschen gut gemeint und sie nicht als Flug-, sondern als Laufwesen auf diesen Erdball gestellt. In seiner geistigen Auseinandersetzung mit der Umwelt vollzogen sich die Anpassungsmechanismen weniger dramatisch, aber doch nachhaltig genug, um über die Metamorphose zum Sitzmenschen, Leistung und Gesundheit hohen Gefahren auszusetzen.

Die Folge dieses Zivilisationsprozesses ist ein allgemeiner Elastizitätsverlust mit der entscheidenden Einschränkung typischer Bewegungsmuster aller Gelenke. Erschreckend ist der Missbrauch der Arme und Beine zu verlängerten Hebeln und Tastenorganen, die sich nachhaltig dem Rhythmus der Maschinen anzupassen haben. Der Lebens- und Arbeitsrhythmus wird nun vom Apparat bestimmt, die Maschine legt nun fest, wann und auf welche Weise typische Aktivitätsmuster erforderlich sind. Das führt auf Dauer zu engen Bewegungsnormen, die eine ursprünglich umfassende Aktivität ersetzen.

Beim bereits erwähnten »Mausklick-Syndrom« beispielsweise wird die Leistung der Hand, die einem Greifwunder gleichzusetzen ist, auf eine stereotype Tastenposition des rechten Zeigefingers eingeengt. Und das Auto erfordert statt eines raumgreifenden elastischen Schrittes eine permanente Spitzfußstellung des rechten Fußes mit einer Bewegungsweite des oberen Sprunggelenks zwischen 20 bis 30°. Nicht umsonst spricht man vom so genannten Bleifuß des Autofahrers – mit der Tendenz, die extreme Spitzfußposition möglichst über lange Strecken einhalten zu können. Hinzu kommt, dass der Automensch ohnehin mehr und mehr versucht ist, die allumfassende körperliche Bewegung mit dem ständigen Fortbewegen auf Rädern auszutauschen.

Die logische Folge sind moderne Zivilisationserkrankungen mit nachhaltigen Schädigungen von Herz, Kreislauf, Gehirn, ja des gesamten Bewegungsapparates, nur mit dem Vorteil, dass wir mit beiden Beinen fest auf dem Boden stehen und nicht auf Flügel angewiesen sind. (Und dies ist auch ein wesentlicher Grund dafür, dass Präventionsstrategien nur zögernd von der Gesellschaft wahrgenommen werden.) Wichtigstes Merkmal menschlichen Lebens ist aber immer noch die Bewegung, denn macht sich erst ein allgemeiner Elastizitäts-verlust bemerkbar, so sind Krankheit und Leistungsverlust die direkte Folge.

Flexibilität ist nicht nur das Bauprinzip der Natur, Flexibilität ist die Grundvoraussetzung für ein gesundes aktives Leben des Menschen bis ins hohe Alter.

Der Anpassungs- und Gewöhnungsvorgang an das moderne Leben vollzieht sich Schritt für Schritt und wird von großen Teilen der Bevölkerung kaum bemerkt. Der Mensch ist ein Teil seiner Umwelt, in dem

Motor, Maschine und Computer einen hohen Stellenwert eingenommen haben. In diesem festgelegten Computerprogramm wird jede Einflussnahme von außen als störend, ja sogar als überflüssig empfunden, denn auch in der Arbeitswelt herrschen vielfach die Gesetze eines geschlossenen Regelkreises. Informationen werden zwar untereinander ausgetauscht, ohne Einflussnahme von außen ist jedoch auch in diesem Bereich die Entwicklung ins Negative vorgezeichnet. Korrigierende Maßnahmen von außen werden als Unordnung, ja als Chaos empfunden, denn sie sind im Bedienungsmuster nicht vorgesehen. Elastizitätstraining als eine spezielle Form des programmierten Chaos sprengt den einseitigen und einstudierten Anpassungsvorgang des Menschen an Maschine, Motor und Computer, damit Leistung und Gesundheit nicht in einen negativen Trend abgleiten können.

Die Dehnungspositionen im Elastizitätstraining unterbrechen stereotype Belastungsmuster, ja sie stellen sie regelrecht auf den Kopf.

Immer dasselbe macht krank, denn auf den lebenden wechselnden Rhythmus im Leben kommt es an. Entscheidend für Leistung und Gesundheit ist der permanente Wechsel zwischen Entspannung und Anspannung, weil nur auf einer Grundlage dieser fördernden Bipolarität die Zellen am Leben gehalten werden können (siehe auch Kapitel 4, Seite 51). Jede Form der Entgleisung nach der einen oder anderen Richtung stört den lebenswichtigen Wechselrhythmus. Ein typisches Charakteristikum der Neuzeit ist die einseitige Betonung einer nachhaltigen Stressspannung (siehe auch Kapitel 2), die zum einen durch den allgemeinen Bewegungsmangel und zum anderen über einseitige Bedienungsmuster bedingt wird. In dieser Monotonie bleiben insbesondere die entspannenden Erholungsvorgänge auf der Strecke, und aus einer anhaltenden Stressspannung kann eben keine neue Kraft entstehen.

Im Gegensatz zum Menschen herrscht in der Natur der wechselnde Rhythmus und die energiefördernde Bipolarität vor. Nach der dunklen Nacht folgt ein heller Tag, Licht braucht Schatten und erst nach der Ruhe des kalten Winters ist die Landschaft in der Lage, im warmen Sommer blühende Farben und einen unendlichen Formenreichtum an Früchten hervorzubringen. Konträr zu der uns umgebenden Natur hat der Mensch diese belebende Bipolarität eingebüßt und im Prozess der einseitigen Anpassung an Motor, Maschine und Computer verliert er unaufhörlich seine Elastizität, ohne jedoch darauf bedacht zu sein, dass nur der stete Wechsel zwischen Entspannung und Anspannung energiereiche Ressourcen öffnen kann.

Die Kraft kommt aus der Stille – Anspannung bedarf vorheriger Entspannung.

Wird nicht von außen rechtzeitig auf die einseitigen Vorgänge Einfluss genommen, so sind nachhaltige Funktionsstörungen die logische Folge. In einem Orchester spricht man berechtigterweise von einem »Geigernacken«, von Spielkrämpfen in den Armen und Händen und von fokalen Dystonien, wenn herdförmige Fehlspannungen das Bewegungsspiel der Finger lahm legen. In einem Arbeitssystem permanenter Stressspannung ist es dringend erforderlich, über ein Elastizitätstraining auf den fehlerhaften Kreislauf Einfluss zu nehmen. Anhaltende Stressspannung ist ein regelrechter Sauerstoffkiller und Sauerstoffmangel tut weh.

Sauerstoffmangel lässt nicht nur die Fische im Wasser sterben, Sauerstoffmangel tötet auch menschliche Zellen. Der Weg zum endgültigen Zelluntergang in unserem Organismus ist gepflastert mit allgemein bekannten Warnzeichen wie lokalisierte Schmerzen, Schwellungen, knackenden Bewegungsblockaden, verbunden mit leistungsmindernden Funktionsstörungen. Salbenverbände, Gipsbehandlungen, Tab-

Sauerstoffmangel ist der Totengräber menschlicher Zellen.

letten, Spritzen und operative Eingriffe suchen nach rein symptomatischen Lösungen, ohne das Problem jedoch an der Wurzel zu packen. Mit diesem Therapieweg wird zwar allein durch die Unterbrechung der Alltagsbelastungen eine gewisse Besserung der Beschwerden erreicht, es ist jedoch nicht auszuschließen, dass bei Wiederaufnahme der gewohnten Tätigkeit mit einem Recidiv, das heißt mit einem Rückfall der alten Beschwerden zu rechnen ist.

Die Lösung des Problems ist nur dann zu finden, wenn es nachhaltig gelingt, das einseitig gestörte Bewegungssystem aus seiner Stressspannung herauszunehmen, indem nach dem Gesetz der Bipolarität entsprechende Entspannung verordnet wird. Dehnen als Intensivstretching ist solch eine grundsätzliche Therapieform. Sie beseitigt durch den Spannungsabbau die regionalen Sauerstoffbarrieren und bewirkt, dass das gestörte Bewegungssystem über den positiven Sauerstoff-Flow-Effekt wieder mit Energie versorgt wird.

Stretching als grundlegende Therapie schließt unser Bewegungssystem über den positiven Sauerstoff-Flow-Effekt wieder an die Energiezentralen an.

Bei einseitigen Arbeits- und Bedienungsvorgängen ist somit ohne Stretching der Weg in die Degeneration vorgezeichnet und die allgemeine Zellschädigung ist in mehreren Stadien programmiert. Betroffen sind die empfindlichen Bindegewebszellen (Fibrozyten), deren Sensibilität durch ihre mangelhafte Sauerstoffgrundversorgung (die bereits erwähnte »extreme Berghüttensituation«) bedingt ist.

Monotone Steuerungen an Maschine und Computer gefährden unsere Bindegewebszellen, da die provozierte Stressspannung einen vermehrten Sauerstoffbedarf heraufbeschwört, wobei dieser Mehrbedarf aber von der arteriellen Grundversorgung nicht zur Verfügung gestellt werden kann. Es entsteht somit die bereits erwähnte Sauerstoffverarmung (relative Hypoxie), und ohne Einflussnahme von außen über ein Elastizitätstraining ist der Weg in die Degeneration in folgenden Stadien vorgezeichnet:

- Verlagerung des zentralen Zellkerns in die Randzone und Lückenbildung in der äußeren Zellmembran
- Als Folge dieser Zellschädigung ist die Bindegewebszelle nicht mehr in der Lage, ordnungsgemäß ihre Arbeitsleistung zu erfüllen, die in der Produktion elastischer Fasern besteht. Das Resultat sind Lückenbildungen in der Zwischenzellsubstanz und Ausfüllung dieser Lücken mit Wasser (Ödemphase), Schleim (schleimige Degeneration) oder Fett (fettige Degeneration).
- Bleibt die Stressspannung erhalten, so setzt sich die Degeneration mit Aktivierung jugendlicher Bindegewebszellen (Fibroblasten) fort, das heißt, jugendliche Bindegewebszellen werden vor ihrer Ausreifung auf den Arbeitsplan gerufen, um die geschädigten alten Zellen in ihrer Arbeit zu unterstützen. Im Sehnengewebe ist somit regelrechte »Kinderarbeit« angesagt.
- Bleibt die Sauerstoffbarriere weiter erhalten, so wird am Ende der Degeneration Kalk in die Gewebslücken eingebaut. Kalk als Mineralstoff ist stoffwechselinaktiv und kann den anhaltenden Sauerstoffmangel leicht tolerieren.

Es ist erstaunlich, zu sehen, welche Abwehr unser Organismus gegen einen anhaltenden Sauerstoffmangel aufbaut. Der Vorgang ist vergleichbar mit dem drohenden Einsturz einer schadhaften Mauer, denn auch hier wird versucht, die schadhaften Lücken mit Kalk oder Mörtel zu füllen, um den vollständigen Zusammenbruch zu verhindern.

Stretching als besondere Form des Elastizitätstrainings ist ein Grundpfeiler für den Erhalt stressgeschädigter Bewegungssysteme.

7
Intensivstretching als wirksames Elastizitätstraining

Intensiver einseitiger Gelenkeinsatz – sei es am Computer, an Motor und Maschine oder beim Laufen im Sport – macht in jedem Fall einen intensiven Spannungsausgleich erforderlich. Jeder betonte Gelenkeinsatz provoziert Stressspannung und führt zu einer regionalen Sauerstoffverarmung. Die regionale Sauerstoffverarmung ist Folge eines Elastizitätsverlustes, der stets im Zusammenhang mit einer stereotypen Bewegungsbelastung zu sehen ist. Aus der Sicht der Biomechanik werden Arbeits- und Sportvorgänge durch konzentrische Gelenkbewegungen bestimmt, in denen sich die Muskulatur um ein Gelenkzentrum in verkürzender Weise (konzentrisch) bewegt. Das typische Merkmal jeder konzentrischen Bewegungsbelastung ist eine Annäherung von Muskelursprung zu Muskelansatz.

Folgerichtig müssen bei diesem Geschehen die muskulären Gegenspieler (Antagonisten) ein exzentrisches Verhalten aufweisen, das heißt, Muskelursprung und Muskelansatz weichen voneinander ab, ohne dass in diesem Fall den Gegenspielern eine muskuläre Kraft ausgeht. Diese Form der Muskelanspannung durch die aktive und verkürzende Kraft der Gegenspieler wird beim aktiven Stretching genutzt, in dem die verkürzende Kraft der Agonisten folgerichtig eine Entspannung im Verlauf der Antagonisten auslösen muss.

Grundsätzlich kann vermerkt werden, dass es sich bei der Dehnung um einen exzentrischen Vorgang handelt, denn durch die Längenzunahme des Muskels müssen Ursprung und Ansatz auseinander weichen und der Gelenkwinkel nimmt zu.

Die 7 Hanseaten sind nichts anderes als Exzentriker, wobei die Übungen die Ausgangsbewegungen wie Laufen, Gehen, am Computer schreiben, Musizieren etc. unterbrechen und ins direkte Gegenteil umkehren. Ein Musiker ist Zeit seines Lebens bestrebt, in typischer Position und möglichst ungestört seine Tätigkeit an der Geige, Flöte oder Klavier zu steuern. Die exzentrische Dehnungsposition bricht somit störend, ja chaotisch in dieses Arbeitsmodell ein, stellt es gleichsam auf den Kopf und löst damit positive Vorgänge in der einseitig überforderten Gelenkeinheit aus.

Jede intensive Tätigkeit setzt intensives Dehnen voraus, denn Elastizität wird bei stereotypen Tätigkeiten fortwährend verbraucht und ist somit nicht zum Nulltarif zu haben. Skandinavische Studien konnten bereits vor 20 Jahren nachweisen, dass durch Dehnung eine Bewegungsverbesserung von 5 bis 12 Prozent erreicht werden kann, die mindestens 90 Minuten lang anhält. Dagegen bewirkt reines Krafttraining eine Muskelverkürzung und eine Verminderung des Bewegungsumfanges von 5 bis 13 Prozent. Hier setzt die Intensivstretchingmethode an und empfiehlt bei hoher Leistung der Skelettmuskulatur die Dehnung im Zwei-Stunden-Rhythmus.

Intensivstretching empfiehlt bei intensiver Arbeits- und Sportbelastung die Dehnung im Zwei-Stunden-Rhythmus.

Zahlreiche sportmedizinische Untersuchungen stützen ferner die Aussage, dass eine Dehnungszeit von sechs bis acht Sekunden ausreicht, um einen durchblutungsfördernden Längenausgleich auf die gestresste Gelenkeinheit zu erreichen. Beobachtungen aus dem Tierreich bestätigen diese Zeitvorgabe, und über eine instinktmäßige Steuerung wird dort ebenfalls die Dehnung im Ein- bis Zwei-Stunden-Rhythmus wiederholt.

Intensivstretching sieht die passive Dehnung über mindestens sieben Sekunden vor.

Wo genau die Dehnung zur Anwendung kommt, hängt vom typischen Bewegungsmuster ab, das heißt, die ausgleichenden Positionen sehen beispielsweise am linken Geigenarm anders aus als am rechten Bogenarm, da beim Instrumentenspiel die Belastungsformen unterschiedlich sind.

Beim Intensivstretching wird bevorzugt die tonische Muskulatur berücksichtigt, da sie auf Belastungen mit verkürzenden Stressspannungen reagiert. An den Armen müssen speziell alle Beugemuskeln in den Längenausgleich mit einbezogen werden, und am Rücken gilt die besondere Aufmerksamkeit der äußerst empfindlichen Muskulatur des Nackens und der unteren Lendenwirbelsäule.

Die Dehnung richtet sich nach dem Belastungsmuster und nach dem Verlauf der tonischen Muskulatur.

Eine besondere Bedeutung beim Stretching geht von zwei Reglersystemen aus, will man eine maximale Relaxation erreichen. In der Muskulatur sind spindelförmige Rezeptoren gelagert, die vor allem die Aufgabe haben, das Gelenk vor plötzlichen und überfallartigen Schleuderbewegungen zu schützen. Ihre Reizung bewirkt eine plötzliche Muskelkontraktion, die der gesteuerten Gelenkbewegung entgegenläuft. Die schwungvolle Bewegung wird reflexartig durch die sich verkürzende Muskulatur gestoppt, damit das Gelenk vor Verletzungen bewahrt bleibt.

Aus diesem ganz entscheidenden Grund sollte die bisherige schwungvolle Schleudergymnastik endgültig der Vergangenheit angehören, denn sie ist ganz einfach gefährlich und mit zu vielen Verletzungen verbunden! Will man dagegen Muskelzerrungen, Muskelrisse und Gelenkverletzungen vermeiden, geht man äußerst behutsam vor und schleicht sich quasi in die extreme Dehnungsposition ein.

Intensivstretching bevorzugt schonende und verlangsamte Bewegungen vor und nach der Dehnungsposition, um Muskeln und Gelenkverletzungen zu vermeiden.

Gehen wir behutsam in die typische Dehnungsposition, wird die entspannende Wirkung auf den gedehnten Muskel durch eine zusätzliche Kraft von außen verstärkt. Diese Kraftquelle kann von einer Hand, vom Druck gegen eine Wand oder vom eigenen Körpergewicht ausgelöst werden.

Eine maximale Entspannungswirkung ist möglich, wenn das zweite Reglersystem geschaltet wird, das aus spindelförmigen Rezeptoren in der Sehne zur Verfügung steht. Während in der Muskulatur Dehnungsfühler gegen die schwungvollen Bewegungen agieren, handelt es sich bei den Sehnenspindeln um *Spannungsfühler,* die auf ein Übermaß an erzeugter Spannung reagieren.

Eine zusätzliche äußere Zug- oder Druckkraft auf das Gelenk verstärkt die Dehnungswirkung.

Ihre Aufgabe besteht darin, die Muskelgelenkeinheit vor hohen Spannungskräften zu schützen. Bei ihrer Reizung signalisieren sie eine zusätzliche Entspannung auf den zuständigen Muskel, weil damit eine Zerrung oder Rissbildung verhindert werden kann. Die Reizschwelle der Spannungsfühler ist im Vergleich zu den Dehnungsfühlern wesentlich höher angesiedelt, so dass es einer relativ hohen Zugkraft bedarf, bis die Sehnenfühler reagieren.

Die praktische Umsetzung dieser Superentspannung ist über das exzentrische Training möglich. Die typische Dehnungsposition in der exzentrischen Stellung wird beibehalten, jedoch nach sieben Sekunden leicht gelockert. Jetzt erfolgt eine maximale

Eine Superentspannung bei der Dehnung ist über die Reizung der Sehnenspindeln möglich.

Anspannung des Muskels gegen einen äußeren Widerstand, ohne dass die eingenommene Dehnungsposition verlassen wird. Der Muskel wird also in exzentrischer, gedehnter Stellung angespannt, was ja im täglichen Leben nur in Ausnahmesituationen erfolgt. In der Regel findet die gesteuerte Muskelkontraktion in verkürzter konzentrischer Weise statt.

Wird allerdings ein gedehnter Muskel in seiner exzentrischen Stellung angespannt, so kann auf diese Art und Weise die größte Zugspannung auf die Sehnenspindel ausgelöst werden. Die Folge ist eine ergänzende reflektorische Entspannung, die sogar therapeutisch genutzt werden kann.

Bei der Vorstellung der 7 Hanseaten (siehe Seite 46) waren wir von einem Zeitaufwand von 84 Sekunden ausgegangen, wenn man pro Dehnungsposition von sieben Sekunden ausgeht. In der Gestaltung der exzentrischen Relaxation muss dieser Zeitfaktor mit der Zahl 3 multipliziert werden, wenn man sieben Sekunden Dehnung, sieben Sekunden Anspannung und sieben Sekunden Abschlussdehnung berücksichtigen will. Hieraus resultiert bei der exzentrischen Relaxation ein Gesamtaufwand der 7 Hanseaten von:

3 x 84 Sekunden = 4 Minuten 12 Sekunden.

Die 7 Hanseaten als exzentrische Relaxation sind fünf Minuten Superentspannung während der Arbeit, zu Hause, auf Reisen und beim Sport.

Das Fazit für Intensivstretching lautet:

● Behutsame Bewegungen beim Stretching sind gelenkschonend und ohne Verletzungsgefahr, da die kontrahierende Wirkung von Muskelspindeln verhindert wird.

● Die Dehnungswirkung wirkt verstärkt durch zusätzliche Druck- und Zugkräfte von außen.

● Bei einfachster Form der passiven Dehnung genügt eine Zeit von sieben Sekunden.

● Bei anhaltender Belastung dauert die Dehnungswirkung 90 Minuten.

● Nach Intensivstretching ist bei hoher Arbeits- und Sportbelastung die passive Dehnung im Zwei-Stunden-Rhythmus ratsam.

● Eine Superentspannung ist in der exzentrischen Dehnungsposition möglich, wenn der zu dehnende Muskel in dieser Stellung über sieben Sekunden maximal angespannt wird. Über die Reizung der Sehnenspindeln kommt es zu einer weiteren muskulären Entspannungswirkung, die dann zusätzlich über sieben Sekunden durch eine nochmalige passive Dehnung genutzt werden kann.

8
Prävention durch Motivation

Seit unserer Schulzeit haben wir gelernt, dass die Schulung sprachlicher Fähigkeiten und die Entwicklung analytischen Denkens von entscheidender Bedeutung sind. In diesem Entwicklungsprozess wird jedoch bevorzugt die linke Gehirnhälfte gefördert, während die rechte Seite praktisch verkümmert. Die linke Gehirnseite ist für unser analytisches und sequentielles Denken verantwortlich, alles geschieht linear schön der Reihe nach, eins kommt nach dem anderen. Dagegen sind die Arbeitsvorgänge der rechten Gehirnhälfte räumlich und parallel zugeordnet, unser rechtes Gehirn kommuniziert bevorzugt mit den Ohren und den Augen. Dabei werden die Reize komplex geschaltet und nicht der Reihe nach geordnet wie in der linken Hälfte. Dem vorwiegend linearen Aufbau der linken Gehirnhälfte ist somit die räumliche Zuordnung der rechten Seite gegenübergestellt (siehe auch Kapitel 1 und 3).

Während also in der linken Gehirnhälfte bevorzugt die Sprache aktiv ist, ist in der rechten Seite die bildhafte und auch die *musikalische* Verarbeitung angesiedelt. Komplexes Denken knüpft vielseitige Beziehungen, und Beziehungen bilden sich nicht über vernunftmäßiges Wissen, Beziehungen stehen immer für Gefühle. Bei der Vermittlung von vernunftmäßigem Wissen erfahren Menschen über die Aktivierung des linken Gehirns nur 50 Prozent und können somit weniger als die Hälfte in der Praxis umsetzen. Beim ganzheitlichen Denken jedoch wird neben der Aktivierung der linken Gehirnhälfte auch die rechte geschaltet, das heißt, der Mensch gewinnt mehr als das Doppelte unter Einschaltung aller Sinne.

Verhaltensänderungen des Menschen scheitern häufig am fehlenden ganzheitlichen Denken. Wir denken zu wenig in Bildern und lassen uns nicht genug von der Musik inspirieren. Der renommierte Psychologe und Autor Paul Watzlawick sieht als Grundvoraussetzung einer wirksamen Kommunikation, dass Beziehung vor Inhalt steht.

Musik und positive Bilder schaffen solche Beziehungen und gestalten die Verbindung von unserem Kopf zum Herzen. Erst wenn es uns gelingt, neue Verhaltensnormen zu unserer Herzenssache zu machen, werden wir in der Lage sein, sie täglich zu praktizieren. Zur Umsetzung dieser Strategien stehen uns fünf Wege offen:

● Positive Visualisierung
● Musikmotivation
● Training mit allen Sinnen
● Training in der Gruppe
● Training mit Wettkampfcharakter

Positive Visualisierung

Optische Reize werden über das Auge direkt an das rechte Gehirn weitergeleitet. Es ist daher motivationsfördernd, sich ein vorgenommenes Ziel in Bildern vorzustellen. Schon die positive Bildgestaltung im Kopf ebnet den Weg vom Kopf zum Herzen. Ziele sind somit nicht nur vernunftmäßig vom Kopf her zu verstehen – sie müssen auch von unserem ganzen Herzen erfasst werden. Zielvorstellungen, die nur nach Gewinn- und Verlustrechnung arbeiten, sind auf Dauer kaum durchzuhalten. Bildliche Zielumschreibungen jedoch, die möglichst plastisch und farbenfroh ausgemalt werden, helfen uns auch bei der realen Gestaltung des täglichen Lebens.

Die 7 Hanseaten sind praktische Hilfen zur Umsetzung eines wirksamen Elastizitätstrainings durch positive Visualisierung.

Über die Verbindung typischer Dehnungspositionen mit fröhlichen Tierbildern (wie wir sie in Kapitel 3 kennen gelernt haben) wird zum einen unser Erinnerungsvermögen geschult und zum anderen ein wirksamer Motivationsschub ausgelöst, so dass das Elastizitätstraining leicht abgerufen und jederzeit erinnert werden kann. Bei Rückenbeschwerden lautet die Frage in Zukunft also: »Hast du heute schon deinen Katzenbuckel gemacht?« Oder Sie bekennen: »Mir hilft gegen Kopfschmerzen am besten der Giraffenhals.«

Gezieltes Stretching mit positiver Visualisierung kann zu einem regelrechten »Flow-Erlebnis« führen.

Aber auch das Einfühlen in eine reale Bildgestaltung an der Wand kann zu einem wirksamen Motivationsschub führen. Üben Sie vor einem Bild, das Geborgenheit, Ruhe und Harmonie ausstrahlt, wird dies die Wirkung des Stretching noch verstärken. Und üben Sie auf dem Hometrainer, wird jede sture Trainingseinheit zum Erlebnis, wenn Sie ein Foto Ihres Lieblingsberges aufhängen und damit an den sehr aktiven Bergurlaub erinnert werden. Steht ein reales Bild nicht zur Verfügung, hilft das »Geistige Auge«, sich beispielsweise einen Baum oder ein wogendes Kornfeld vorzustellen, um den notwendigen Abstand zum hektischen Umfeld zu finden.

Musikmotivation

Neben dem Bildkanal ist die akustische Verbindungsschiene vom Ohr zum rechten Gehirn besonders intensiv und attraktiv. In diesem Zusammenhang sind Erkenntnisse von Neurophysiologen von Bedeutung, die ausweisen, dass unser Gehirn auf akustisch musikalische Reize bevorzugt anspricht. Das Gehörsystem des Menschen weist eine wesentlich stärkere Sensibilität auf als andere Sinnesorgane, deshalb reagieren die Hörzellen schon auf Reizenergien, die rund zehn Millionen Mal kleiner sind als bei Berührungsreizen.

Unser Gehör ist somit ungleich sensibler als unser Tastsinn, es übermittelt dem Menschen einen stärkeren »Flow-Effekt« über den verbesserten Zugang zu den Gefühlen und ist sogar der Leistung des Auges überlegen. Die Verbindung des Ohres zum rechten Gehirn ist beim Menschen am stärksten entwickelt, und über das Mitschwingen der emotionalen Ebene wird eine direkte Verbindung zu unserem Herzen geschaltet. Aus der Sicht der Menschheitsgeschichte war die Hörleistung als lebenswichtige Funktion des »Wachsinns« einzuordnen, denn im täglichen Überlebenskampf musste dieses Organ auch im Schlafzustand empfangsbereit sein.

Musik ist somit hervorragend geeignet, Verhaltensänderungen herbeizuführen, weil von ihr ein entsprechender Motivationsschub ausgehen kann.

Nach den Erkenntnissen der musikalischen Wirkungsforschung von Professor Hermann Rauhe, Hamburg, wirkt Musik unter folgenden Kriterien besonders entspannend:

- Kreisende und schwingende Melodik, wie sie im Spiritual und in Gospels zur Anwendung kommt (siehe unten: Repetitive Musik).
- Absteigende Dreiklänge.
- Langanhaltende, getragene Töne über langsam pulsierende Bassmelodien. Als Beispiel mag hierfür »Air« aus der Orchestersuite in D-Dur von Johann Sebastian Bach dienen.
- Tonschritte in Sekunden wirken entspannend, beruhigend und entkrampfend.
- Repetitive Musik, die durch Fokussierung des Gehirns eine Ausschaltung des Außenbewusstseins bewirkt. Als Musikbeispiele mögen gelten: J.S. Bach »Passacaglia« oder auch Pachelbel »Kanon in D-Dur«.

Die 7 Hanseaten lösen nachhaltige Entspannung aus, wenn sie mit repetitiver Musik kombiniert werden.

Umgekehrt kann Musik zur Antriebsförderung unter Einhaltung folgender Kriterien eingesetzt werden:

- Ein motorisch pulsierender Grundschlag, der als Schrittmacher für die Bewegung der Beine dienen kann.
- Rhythmen mit Aufforderungscharakter, als Beispiel gilt der doppelauftaktige anapästische Rhythmus. Hauptmotiv: 3. Brandenburgisches Konzert von J.S. Bach oder Mozarts Symphonie Nr. 40.
- Die Verlängerung einer Note um die Hälfte ihres Wertes über die Punktierung. Diese so genannte Hüpf- oder Springnote ist besonders bewegungs- und antriebsauslösend. Als Beispiel mag der erste Satz der A-Dur-Sonate von Mozart oder das Allegro des ersten Satzes der großen C-Dur-Symphonie von Schubert dienen.

- Sext-Intervalle wirken intensiv gefühlsauslösend und verhaltensstimulierend (z.B. die Songs: »Stranger in the night« oder »Tea for two«).
- Aufsteigende Dreiklänge, die häufig mit einem Quartsprung beginnen (z.B. Beethovens Klaviersonate F-Moll, op. 2).

Wenn Sie Lust haben, dann probieren Sie doch einmal die 7 Hanseaten in Kombination mit entspannender Musik aus. Nach einem anstrengenden Tag ist diese Form besonders wirksam und wohltuend.

Training mit allen Sinnen

Im Wettkampf und im Vergleich mit anderen Gegnern sind die Sinne auf das Ziel ausgerichtet, und alle körperlichen Funktionen werden diesem Programm untergeordnet. Anders dagegen gestaltet sich ein ungezwungenes Training in freier Landschaft, in der nicht Zeit, sondern Weg und Umgebung das Ziel darstellen.

Ein Lauf durch Wald und Wiese oder eine Bergwanderung wird zum echten Flow-Erlebnis, wenn gleichzeitig viele positive Reize über Ohren, Nase und Augen aufgenommen werden. Über diese direkte Sensibilisierung büßt jede Anstrengung ihren Schrecken ein und das vielfältige und ständig wechselnde Landschaftsbild lässt die müden Beine vergessen. Jede Standardstrecke verliert ihre Gleichförmigkeit, wenn man ein offenes Auge für das wechselnde Erscheinungsbild der Umgebung von Frühjahr, Sommer, Herbst und Winter hat.

Ausdauertraining wird zum Bewegungsfestival und zum Flow-Erlebnis, wenn alle Sinne der umgebenden Landschaft zugewandt sind.

Training in der Gruppe

Neben der Wahrung persönlicher Interessen ist der Mensch aber auch ein Gemeinschaftswesen. Das ist der Grund dafür, dass so mancher lieber das Training in der Gruppe sucht. In der Gemeinschaft hat man während und nach dem Training Spaß, Austausch und Geselligkeit. Es besteht also genügend Motivation, um sein körperliches Fitnessprogramm in diesem Rahmen durchzuführen.

Allerdings kann ein gruppendynamisches Training das häusliche Übungsprogramm nie vollständig ersetzen, da über das ein- bis zweimalige Gemeinschaftstraining pro Woche nicht die notwendigen Reize gesetzt werden können, um nachhaltige körperliche Veränderungen zu bewirken. Ein gutes Ausdauertraining ist nur dann im Sinne der Herz-Kreislaufprävention wirksam, wenn mindesten *viermal pro Woche* trainiert wird. Das Training in der Gruppe ist jedoch zeitintensiv, da schon allein die Hin- und Rückfahrt mit Hindernissen verbunden sein kann.

Vorsicht geboten ist auch vor dem Laufen in der Gruppe, denn die optimal trainierten Sportler lösen auf die weniger Trainierten eine regelrechte Sogwirkung aus, so dass schon auf diesem Wege Überforderungen des Herzkreislaufsystems auftreten können.

Trainingsgemeinschaften können zur Motivation und zur Wahrung aufbauender Sozialkontakte genutzt werden, sie sind jedoch zeitintensiv und ersetzen die häusliche Trainingsform nicht.

Training mit Wettkampfcharakter

Viele Menschen sind ehrgeizig und können selbst im Freizeit-
bereich nicht auf den vergleichenden Wettkampf verzichten –
und das sogar bis ins hohe Alter hinein. Beim letzten Berlin-Ma-
rathon 1999 waren über siebzigtausend Läufer am Start, und
der älteste Sportler stand bereits im 86. Lebensjahr. Eine körperliche Aktivität, die erstaunen mag und gleichzeitig motivieren
kann. Allerdings lässt sich diese Leistung nicht zur allgemeinen
Norm erheben. Unbestreitbar kann Ausdauertraining besonders für den sitzgeplagten Zeitgenossen am Computer zur
Herz-Kreislaufprävention genutzt werden. Wir sollten jedoch
beachten, dass ein ehrgeiziges Training am Limit mit erheblichen Gefahren verbunden ist:

● Muskeln und Gelenke werden zu intensiv und nicht selten
abnorm belastet.
● Wer zu viel trainiert, schwächt das Immunsystem.
● Durch die zeitintensiven Vorbereitungen kommen häufig
Familie, Freunde und Arbeit zu kurz.
● Laufen am und über dem Limit kann über eine vermehrte
Endorphienausschüttung Suchtcharakter aufweisen.

Denken wir also daran: Bewegung im Sinne von Präventions-
management dient dem Wohlbefinden und der allgemeinen
Gesundheit, sofern die Dosierungsrichtlinien beachtet werden.
An erster Stelle bei jeder Form des Trainings sollte daher die
Freude stehen und der fördernde Entspannungscharakter. Training mit allen Sinnen steht vor Training mit Ehrgeiz und nach
der Uhr.

Mit den in diesem Buch vorgestellten 7 Hanseaten haben wir die Möglichkeit, auf sanfte und wirksame Weise etwas für unsere Gesundheit und Beweglichkeit zu tun. Mit Phantasie und körperlicher Aktivität lässt sich somit für jeden ein persönliches Anti-Stress-Management kreieren, das immer zur Verfügung steht – zu Hause, unterwegs oder am Arbeitsplatz.

Die 7 Hanseaten motivieren, können auch zu jedem anderen Training ergänzend durchgeführt werden und bewirken bei regelmäßiger Anwendung das, was wir uns wünschen:

Wir sind fit in 7 x 7 Sekunden.

Literatur

Anderson, B.: *Stretching*. Goldmann Verlag, München 1996

Brügger, A.: *Die Erkrankungen des Bewegungsapparates und seines Nervensystems*. Fischer Verlag, Stuttgart 1986

Csikszentmihalyi, M.: *Flow*. Klett-Cotta Verlag, Stuttgart 1999[8]

Ekstrand, J.: »Senkung der Verletzungshäufigkeit an Muskel und Muskelansätzen unter Anwendung der Stretchingmethoden«, in: Sölweborn, S.: *Das Buch vom Stretching*. Mosaik Verlag, München 1992

Hollmann, W./Hettinger, T.: *Sportmedizin. Arbeits- und Trainingsgrundlagen*. Schattauer Verlag, Stuttgart 2000[4]

Janda, V.: *Manuelle Muskelfunktionsdiagnostik*. Fischer Verlag, Stuttgart 2000[4]

Kendall, F.P.: *Muskeln. Funktionen und Test*. Fischer Verlag, Stuttgart 2001[4]

Nigst, H./Buck-Gramcko, D./Millesi, H.: *Handchirurgie*. Thieme Verlag, Stuttgart 1981

Prokop, L.: *Einführung in die Sportmedizin. Für Ärzte, Sportler und Übungsleiter*. Stuttgart 1983[3]

Rauhe, H.: *Musik hilft heilen*. Arcis Verlag, München 1993

Schnack, G.: *Am Computer gesund und fit*. Pflaum Verlag, München 1996

Schnack, G.: *Endlich gut drauf!* Brendow Verlag, Moers 1999

Schnack, G.: *Gesundheitstraining spezial*. C & P Verlag, Emmelsbüll 1995

Schnack, G.: *Gesund und entspannt musizieren*. Fischer Verlag, Stuttgart 1994

Schnack, G.: *Intensivstretching für Läufer*. sportinform, München 1994

Schnack, G.: *Intensivstretching und Ausgleichsgymnastik*. Deutscher Ärzteverlag, Köln 1994[2]

Schnack, G./Schnack K./Rauhe H.: *Jung bleiben kann man lernen*. Kösel-Verlag, München 2002

Schnack G. /Rauhe H.: *Topfit durch Nichtstun*. Kösel-Verlag, München 2001

Schoberth, H./Kraft, W./Wittekopf, G./Schmidt, H.: »Beitrag zum Einfluß verschiedener Dehnungsformen auf das muskuläre Entspannungsverhalten des M. quadriceps femoris«, in: *Medizin und Sport 30*, 1990, Nr. 3

Sölweborn, S.-A.: *Das Buch vom Stretching*. Mosaik Verlag, München 1992

Tittel, K.: *Beschreibende und funktionelle Anatomie des Menschen*. Fischer Verlag, Stuttgart 2000[13]

Watzlawick, P.: *Die Anleitung zum Unglücklichsein*. Piper Verlag, München, 2002[24]

Weineck, J.: *Sportanatomie*. Spitta Verlag, Balingen 2002[15]

Wirhed, R.: *Sportanatomie und Bewegungslehre*. Schattauer Verlag, Stuttgart 2001

Kontakt

Der Autor bietet zum Thema Präventivmedizin unterschiedliche Seminare und Individualcoachings an. Weitere Informationen sind erhältlich beim:

Allensbacher Präventionszentrum
Prof. Dr. Gerd Schnack
Hirschweg 15
D-78476 Allensbach/Bodensee
Tel.: 07533/93 52 22
Fax: 07533/93 52 23
E-mail: kirstenschnack@hotmail.com
Homepage: www. praeventionszentrum.com